皇汉医学精华书系

[日] 丹波元胤◎著

杨其霖　马梅青　田思胜◎校注

# 难经疏证

中国健康传媒集团

中国医药科技出版社

# 内 容 提 要

《难经》一书，为中医典籍之一，是学习和研究中医的必读书。但由于年代久远，文义深奥，后世研读有一定困难。从而历代很多学者为之注释，各抒己见，阐述经旨，兼利研习。又众说纷纭，常使读者有无所适从之感。为此，丹波元胤特以自己高深的汉学造诣和广博的精湛医理自持，对《难经》一书的诸家注解，去粗取精，删繁叙简，遇有不足或存有异议时，又附增己见，予以阐释，故名之为《难经疏证》。文辞中肯允当，浅显易懂，对于学习和深入研究"医经"理论，有很大的参考价值。

## 图书在版编目（CIP）数据

难经疏证 /（日）丹波元胤著；杨其霖，马梅青，田思胜校注 . — 北京：中国医药科技出版社，2019.9

（皇汉医学精华书系）

ISBN 978-7-5214-1120-1

Ⅰ . ①难… Ⅱ . ①丹… ②杨… ③马… ④田… Ⅲ . ①《难经》—研究

Ⅳ . ① R221.9

中国版本图书馆 CIP 数据核字（2019）第 072885 号

美术编辑　陈君杞

版式设计　也　在

出版　**中国健康传媒集团** | 中国医药科技出版社

地址　北京市海淀区文慧园北路甲 22 号

邮编　100082

电话　发行：010 - 62227427　邮购：010 - 62236938

网址　www.cmstp.com

规格　710 × 1000mm $\frac{1}{16}$

印张　5 $\frac{1}{2}$

字数　87 千字

版次　2019 年 9 月第 1 版

印次　2023 年 6 月第 2 次印刷

印刷　三河市百盛印装有限公司

经销　全国各地新华书店

书号　ISBN 978-7-5214-1120-1

定价　**20.00 元**

获取新书信息、投稿、为图书纠错，请扫码联系我们。

# ❦ 丛书编委会 ❧

总 主 编　田思胜

副总主编　张永臣　马梅青

编　　委　（按姓氏笔画排序）

王明亮　王春燕　尹桂平　卢承顶

田　虎　边　莉　李明轩　杨其霖

张　晶　范延妮　赵　琼　赵雨薇

郝菲菲　翟文敏　薛远亮

# 前　言

中医学博大精深，源远流长，不仅为中华民族的繁衍昌盛做出了巨大贡献，同时远播海外，对世界医学的发展影响极大。

中国与日本是一衣带水的邻邦，中医学对日本的影响尤其重大。早在秦朝中医药文化就已经传播到了日本，《后汉书》载徐福等上书言海中有三神山，于是秦始皇遣"福入海求仙"而达日本。相传徐福通医术，精采药和炼丹，被日本人尊为"司药神"。南北朝时期，吴人知聪携《明堂图》共一百六十四卷到日本，对日本汉方医学的发展产生了重要影响，之后出现了一些著名的医家和医著，形成了早期的汉方医学。隋唐时期，日本派往中国的遣隋使、遣唐使学习佛法、政治与文化，同时也把中国的中医药书籍如《四海类聚方》《诸病源候论》等带回了日本。日本大宝年间，天皇颁布"大宝令"，采纳唐制设置医事制度、医学教育、医官等，并将《针灸甲乙经》《脉经》《小品方》《集验方》《素问》《针经》《明堂》《脉诀》等列入医生学习必修书目，仿效中医。除此之外，还邀请中国高僧鉴真东渡日本，传律讲经，传授中医药知识和药材鉴别方法等。自此，日本朝野上下，重视中医，出现了许多以研究中医学而著称的学者。公元984 年，日本医学界产生了一部极为重要的著作，即丹波康赖撰写的《医心方》，主要从我国中医经典医籍中摘要精华内容，经改编后用日文出版，成为中日医药交流一大成果，影响日本医学界近百年。金元时期，中国出现了金元四大家，形成了著名的学术流派，同样在日本也形成了三大流派。日本医家田代三喜留华 12 年，专攻李杲、丹溪之学，回国后成立了"丹溪学社"，奉丹溪翁为医中之圣，后传其学至弟子曲直濑道三，曲直濑道三以朱丹溪理论为核心，汇入个人经验形成独自的医学体系"后世派"。明代初期，《仲景全书》和宋版《伤寒论》在日本出版，引起了很大轰动，许多医家热衷研究和学习《伤寒论》，加之当时儒教盛行，国学复古思潮高涨，与此相应也出现了提倡医学应复归于古代中国医学根本的呼声。结合当时中国在中医研究方面注重《伤寒论》的情况，伊藤仁斋等认为《伤寒论》是医学的原点，主张复古，从张仲景《伤寒论》原点研究《伤寒论》，之后形成了以吉益东洞为代表的"古方派"。此时期，荷兰医学在日本开始盛行，采用汉方医学与荷兰医学折衷方法行医的医家逐渐增多，出现了《解体新书》等西洋医学与汉方医学结合的著作，形成了"折衷派"。

古方派重视中国古典医学著作如《黄帝内经》《神农本草经》《伤寒杂病论》，

其中尤为推崇张仲景所著的《伤寒论》与《金匮要略》，奉张仲景的著作为圭臬。主张医方亦应回归到医学的真正古典，亦即东汉时代《伤寒杂病论》为主的观点，树立以《伤寒论》为中心的医学体系作为目标，用《伤寒论》中的独自法则来解释《伤寒论》。认为《伤寒论》113方中的绝大多数方剂适合于临床应用，其治疗理论应当分型证治，由此奠定了汉方医学重视实证治疗并崇尚古典经方应用的基础。

正是在这种风气下，吉益东洞从《伤寒论》原点出发，针对《伤寒论》和《金匮要略》中的方药设计了一套特定处方对应特定证候的"方证相对"医疗方案，并重新整理拆解《伤寒论》和《金匮要略》。选用二书220首方剂，采取"以类聚方"，重新编排，集原书各篇中方剂应用、辨证立法条文列于该方之后，后附作者的考证及按语，解释原文中症状特点和方证内涵，编写了《类聚方》一书。同时，他对《伤寒论》《金匮要略》中常用54种药物进行研究，每品分考征、互考、辨流、品考四项，"指仲景之证，以征其用；辨诸氏之说，以明其误"，主张"万病一毒"，认为用药治病是以毒攻毒，进而撰成《药征》一书。

清代乾嘉时期朴学兴起，考据之风盛行。此风传入日本后，各地文运大兴，风靡日本儒医两界。江户儒家山本北山、大田锦城、龟田鹏斋等建立了日本考证学派。作为山本北山学生的丹波元简与其子丹波元胤、丹波元坚，亦深受儒家思想的熏陶。在儒家重现实、重人文传统的影响下，丹波元简父子重视清儒与医家著作的研究。他们兼通医儒，上承家学，旁通中国经史小学，秉承清儒的治学态度，借鉴清儒的治学方法，参考和引用中国历代医家的研究成果，客观真实，撰成如《伤寒论辑义》《金匮玉函要略辑义》《脉学辑要》《素问识》《灵枢识》《医賸》《救急选方》《伤寒论述义》《金匮玉函要略述义》等著作，集众家之长于一炉，驳误纠讹，分明泾渭，发前人所未发。又参稽相关的医籍文献，持之以医理，征之以事实，旁征博引，穷源竟委，廓清了一批聚讼纷纭的问题。其严谨文献考证学态度，深受中日两国学界好评。

《皇汉医学精华书系》选取吉益东洞、丹波元简父子、汤本求真等古方派医家中的精华医著，进行校注整理，付梓刊印，以期为广大读者呈现日本古方派医家研究以《伤寒论》为代表的医著精华。

由于水平有限，虽几经努力，但选书校注等定会存在不足之处，恳请读者不吝赐教，批评指正。

田思胜

2019 年 8 月于山东中医药大学

# 校注说明

丹波元胤，日本著名汉医学家。其父丹波元简，其弟丹波元坚。父子三人在中日两国皆负有盛名。丹波元胤生于公元 1789 年，卒于 1827 年。所著《难经疏证》共二卷，成书于公元 1819 年。

《难经》一书，为中医典籍之一，是学习和研究中医的必读书。但由于年代久远，文义深奥，后世研读有一定困难。因此历代很多学者为之注释，各抒己见，阐述经旨，兼利研习。又众说纷纭，常使读者有无所适从之感。为此，丹波元胤特以自己高深的汉学造诣和广博的精湛医理自持，对《难经》一书的诸家注解，去粗取精，删繁叙简，遇有不足或存有异议时，又附增己见，予以阐释，故名之为《难经疏证》。文辞中肯允当，浅显易懂，对于学习和深入研究"医经"理论，有很大的参考价值。

目前国内见有：日本文政二年己卯（1819 年）东都书林青云堂刻本聿修堂藏版、上海中医书局 1935 年版聿修堂医学丛书及由陈存仁编校、世界书局出版社 1936 年出版的皇汉医学丛书三种版本。此次校注以日本文政二年己卯（1819 年）东都书林青云堂刻本聿修堂藏版为底本。

在校注过程中我们作了以下调整。

1. 原书为竖排繁体，现改为横排简体。异体字、古体字、通假字等均改为现行通用简化字，不出校。原本因竖排所用"右"字，现因改为横排，全改为"上"字，不出校。

2. 原书目录与正文不一致处，互相补正，或据本书体例补正增删，出校。对底本中明显的错字，径改，不出校。

3. 对底本中明确是错讹、脱漏、衍文、倒置处，予以校正，并出校记。

4. 对底本与校本互异，若难以判断是非或两义皆通者，则不改原文，而出校记并存，或酌情表示有倾向性意见；若属一般性虚词而无损文义者，或底本无误而显系校本讹误者，一般不予处理。若底本与校本虽同，但原文却有误者，予以勘正，并出校说明理由；若怀疑有误而不能肯定者，不改原文，只在校注中说明。

5. 对一些"已""己"不分、"日""曰"混用的字，均予以校正，不出校记。

由于水平所限，不妥之处在所难免，还望专家不吝指正。

校注者
2019 年 5 月

# 目　　录

# 黄帝八十一难经解题

《难经解题》一篇，先君子所撰也。元胤今谨以过庭所受之说，并著于录，举众说而证之。若其胜义，窃又补之，冠乎拙著之首。

八十一难之名，昉见于汉张仲景《伤寒论》自序。而梁阮孝绪七录，有《黄帝众难经》之目。

《隋书·经籍志》曰：《黄帝八十一难》二卷。注，梁有《黄帝众难经》一卷，吕博望注，亡。

盖众，乃八十一之谓。集注，题曰《黄帝八十一难经》。本义无黄帝八十一字，非其旧也，其以黄帝冠者，正与《内经》同。

《淮南子》曰：世俗之人，多尊古而贱今。故为道者，必托之于神农黄帝，而后能入说。详见于先子《素问·解题》。

《素问·离合真邪论》曰：九九八十一篇，以起黄钟数焉。古书多以此为数，《素》《灵》、老子皆然也。

虞伯圭曰：古人因经设难。或与门人子弟问答，偶得此八十一章耳。未必经之当难者，止此八十一条也。此说不可从。

陈祥道《礼记·讲义》曰：太玄八十一家，象八十一元士。少则制众，无则制有。盖太玄取诸太极而已。故其数如此，老子之书，终于八十一。《难经》止于八十一，皆此意欤。

王伯厚《困学纪闻》曰：石林谓，太玄皆老子绪余。老氏，道生一，一生二，二生三，三之为九。故九而九之，为八十一章。太玄以一玄为三方，自是为九。而积之为八十一首。

难，是问难之义。《帝王世纪》云：黄帝命雷公岐伯。论经脉，旁通问难，八十一为《难经》。《事物纪原》隋萧吉《五行大义》，唐李善文选七发注。并引此经文曰：黄帝八十一问云，可以证焉。《唐·艺文志》，有耆婆八十四问。许咏六十四问，盖本此。

陈振孙《书录解题》，载《难经》二卷曰：难，当作去声读。欧阳圭斋曰：《难经》先秦古文，汉以来答客难等作，皆出其后。又文字相质难之祖也。元胤按《史记·黄帝本纪》云：死生之说，存亡之难。索隐，难，犹说也。凡事是非未尽，假以往来之词，则曰难。又上文有死生之说，故此云存亡之难。所以韩非著书有说林说难也。八十一难之难，得之其义益明。

**或读为平声，非也。**

杨玄操序曰：名为《八十一难》。以其理趣深远，非卒易了故也。僧幻云《史记》附标。载杨玄操音义曰：难，音乃丹切。黎泰辰序虞庶《难经注》曰：世传《黄帝八十一难经》，谓之难者，得非以人之五脏六腑隐于内。为邪所干，不可测知。唯以脉理究其仿佛邪。若脉有重十二菽者，又有如按车盖。而若循鸡羽者，复考内外之证，以参校之。难乎，纪天锡进《难经集注》表曰：秦越人将《黄帝素问》，疑难之义，八十一篇。重而明之，故曰《八十一难经》。滑寿曰：按欧虞说，则难字当为去声，余皆奴丹切。

**此经不详何人作。隋以上则附之于黄帝。唐而降则属之于秦越人。《隋·经籍志》云：《黄帝八十一难》二卷，盖原于帝王世纪之说也。杨玄操为秦越人之所作也。**

杨玄操序曰：《黄帝八十一难经》者，斯乃渤海秦越人所作也。越人受桑君之秘术，遂洞明医道。至能视彻脏腑，刳肠剔心。以其与轩辕时扁鹊相类，乃好之为扁鹊。又家于卢国，因命之曰卢医。世或以卢扁为二人者，斯实谬矣。按黄帝有《内经》二帙，帙各九卷。而其义幽赜，殆难穷览。越人乃采摘英华，抄撮精要。二部经内，凡八十一章，勒成卷轴。既弘畅圣言，故首称黄帝云。元胤按王惟一集注本，亦题曰卢国秦越人撰，盖据杨玄操之言者。扬子法言曰：扁鹊卢人也，而医多卢。

**王勃云：秦越人始定章句，盖勃序见文苑英华。其言迂怪可疑。**

王勃序曰：《黄帝八十一难》，是医经之秘录也。昔者，岐伯以授黄帝。

黄帝历九师，以授伊尹，伊尹以授汤。汤历六师，以授太公，太公授文王。文王历九师，以授医和。医和历六师，以授秦越人。秦越人始定章句，历九师以授华佗。佗历六师，以授黄公。黄公以授曹夫子。夫子讳元，字真道，自云京兆人也。

**旧《唐·经籍志》云：《黄帝八十一难经》一卷，秦越人撰。按开元中，张守节作《史记正义》。于扁鹊传首，引杨玄操难经序，则玄操开元以前人。而其属诸越人者，岂创于玄操欤。司马迁云：天下至今言脉者由扁鹊，盖论脉莫精于《难经》。则其说之所以起也，然谓之扁鹊所作。唐而上无说，实为可疑矣。八十一难之目，已见于仲景自序。而叔和《脉经》，士晏《甲乙》，往往引其文。则汉人所撰，要之不失为古医经，亦何必论其作者。**

本义曰：《史记·越人传》，无著《难经》之说。《隋书·经籍志》，《唐书·艺文志》，俱有秦越人《黄帝八十一难》二卷之目。又唐诸王侍读张守节作《史记正义》，于《扁鹊·仓公传》，则全引《难经》文，以释其义。后附载四十二难，与第一难、三十七难全文。由此则知古传以为越人所作者，不诬也。详其设问之辞，称经言者，出于《素问》《灵枢》二经。而见于《灵枢》者尤多。亦有二经无所见者，岂越人别有摭于古经耶。经释曰：云秦越人著者，始见于《新唐书·艺文志》，盖不可定。然实两汉以前书也。元胤尝考《素问》，其言雅奥，其理亦精。虽有汉人之所补缀，其实多周秦古书之文。若《灵枢》，则朱子称为浅易。较之《素问》，殆为雁行。而《八十一难》，则又其亚也。何者详玩其文。语气稍弱全，类东京。而所记亦多与东京诸书。相出入者，若元气之称。始见于董仲舒春秋繁露。扬雄解嘲，而至东汉，比比称之。男生于寅，女生于申。《说文》包字注，高诱《淮南子》注，《离骚》章句，俱载其说。木所以沈，金所以浮，出于《白虎通》。金生于巳，水生于申。泻南方火，补北方水之类。并是五行纬说家之言。而《素》《灵》中，未有道及者，特见于此经。其决非出西京人手，可以见矣。且此经诊脉之法，分以三部，其事约易明。自张仲景王叔和辈，取而用之，乃在医家，实为不磨之矜式。然征之《素》《灵》，业已不同。稽之仓公诊籍，亦复不合。则想以其古法隐奥，不遽易辨识。故至东汉，或罕传其术者。于是名师据《素问》有三部九候之称。仿而演之，以作此一家言者欤。丁德用曰：《难经》，为华佗烬余之文，吴太医令吕广重编此经。王文洁曰：扁鹊者，轩辕时扁鹊也。隐居岩岳，不登于七人之列。而自作《八十一难经》，以后秦越人注之。今书故称秦越人扁鹊，是特无稽之谈耳。姚际恒伪书考曰：《伤寒论》序云：撰用《素问》九卷、《八十一难》者，即指《素问》九卷而言也。六朝人又为此书，绝可笑，是亦臆测。

胡应麟曰：班志，扁鹊有《内经》九卷，《外经》十二卷，或即今难经也。此说难凭。此经所论，一本《内经》之精要，以发其蕴奥。而较诸《素问》《灵枢》之义，往往有相诡者，是果何也。《素》《灵》旧称古之内经，而取两书较之，亦往往有其义相乖者。《内经》中已如此，又取《素》《灵》，而篇篇较之。其言有前后相畔者，一书中亦复如此。况《难经》虽原《内经》，而其实别是一家言。春秋三传，各异其辞。古之说经立言，率皆为然。亦何遽取彼举此，而致轩轾耶。

徐大椿著难经经释。以此经有以《内经》文为释者，有悖《内经》文者，有颠倒《内经》文者，掎摭得失，而辨驳之。是未通古人立言之旨。

吴文正公曰：昔之神医秦越人，撰八十一难。后人分其八十一，为十三篇。予尝慊其分篇之未当。厘而正之，其篇凡六。一至二十二，论脉。二十三至二十九，论经络。三十至四十七，论脏腑。四十八至六十一，论病。六十二至六十八，论穴位。六十九至八十一，论针法。夫秦氏之书，与《内经·素、灵》相表里。而论脉论经络居初，岂非医之道所当先明此者欤。予喜读医书，以其书之比他书最古也。赠医士章伯明序按吴氏六篇。视之于杨氏十三类，条理区别，甚为的当。元以后注《难经》者，未有表章者也。

本义汇考，亦论分篇之义。与此约略相类，不及吴氏甄别之精也。

夫《八十一难经》，古今之为笺释者，亡虑数十家。若吕广杨玄操虞庶丁德用，其书虽亡，而王翰林集注，存其全说。滑伯仁本义所注，稍为妥适。而周仲立王诚叔冯玠袁淳甫谢坚白陈廷芝等解，因其纂录，而得概见一二矣。纪齐卿集注，则本义所援，殊为仅仅。顷览宋本《史记·扁仓传》，其附标多载医家之言，中有纪注。及张洁古药注数十则，近代徐大椿经释，以内经之文，议难经之失。其言虽似乖雅道，注中浚明诸家未发之义者，亦不为少矣。若此数家，其传于今者，可以为后学之津梁也。其他则佚者居多。至于明熊宗立张世贤王文洁辈，不过剿袭本义之说，托名于作者之林耳。客岁戊寅。<sub>元胤</sub>窃读此经，以王氏集注为本，识其栏外。以诸家之注，备一时之研查。既为及门之徒，讲于家塾。奈何病目视短，不可快读细书，于是别编成一书。起稿于仲冬至日，至于今春三月念有五日，而始断手。颜曰：《八十一难经疏证》。厘为二卷，以还《隋志》之旧。且据草庐胡氏之言，刻以六篇。噫<sub>元胤</sub>识庸学楛，虽不能以闯圣言之蕴奥，评古贤之传注矣。谨考经文，寻其指归。旁探群籍，资为证左。质以过庭之所受，对床之所闻。而后反之蔀闇，以竭吾陋。疏可通而阙可疑，必有契于鄙意而止矣。然岂敢谓析理剀切，足以启幽前秘，击蒙后生耶。唯在讲肄之际，取便翻阅也。览者勿以赘述见罪。幸甚。

文政己卯首夏初二日

东都　丹波元胤识

# 黄帝八十一难经疏证卷上

一难曰：十二经皆有动脉，独取寸口，以决五脏六腑死生吉凶之法，何谓也？《脉经》，法，作候。

〔吕〕是手足经十二脉也。

〔杨〕凡人两手足，各有三阴脉三阳脉，合十二经脉。凡脉皆双行，故有六阴六阳也。自难曰至此，是越人引经设问，从然字以下，是解释其义。余悉如此，例可知也。

〔滑〕谓之经者，以荣卫之流行，经常不息者而言。谓之脉者，以血理分衰行体者而言也。谓凡十二经，皆有动脉。今置不取，乃独取寸口，以决死生吉凶者，何耶？

**按：** 一难，至二十二难，论脉，是为第一篇。十二经脉动，吕杨注详举之，今不赘也。丁曰：十二经，皆有动脉者，即在两手三部，各有会动之脉也。此据《脉经》，配脏腑脉位于三部者，误矣。盖经中未有此说也。滑解脉字，本说文。《说文》，原作脈。曰：从脉从血，或从肉作脉。为是，而又曰：脉者陌也，欠妥。又解经字曰：经者，径也。此据刘熙释名《艺文》，未确。考经者，取经纬之义。言脉之正行者，故其旁流者，谓之络。络，犹纬也。《说文》曰：经，织也，从系巠声。纬，织横丝也，从系韦声。

**然：** 寸口者，脉之大会，手太阴之脉动也。《脉经》，作动脉。

〔吕〕太阴者，肺之脉也。肺为诸脏上盖，主通阴阳。故十三经，皆会手太阴。寸口所以决吉凶者，十二经有病见寸口。知其何经之动，浮沈滑涩，春秋逆顺，知其死生也。

〔滑〕然者，答辞，诸篇仿此。

**按：** 《素问·经脉别论》曰：权衡以平，气口成寸，以决死生。又《阴阳别论》曰：帝云：气口何以独为五脏主？岐伯曰：胃者，水谷之海，六府之大源也。五味入口，藏于胃，以养五脏气。气口亦太阴也。是以五脏六腑之气味，皆出于胃，见于气口。又《玉机真藏论》曰：五脏者，皆禀气于胃。胃者，五脏之本。脏气者，不能自致于手太阴，必因于胃气，乃至于手太阴也。故五脏各以其时自为，而至于手太阴也。《灵枢·经脉》篇曰：经脉者，常不可见也。其虚实也，以气口知之。又《动输》篇曰：经脉十二，而手太阴、足少阴阳明，独动不休，何也？岐伯云：是明胃脉也，胃为五脏六腑之海。其清气上注于肺，肺气从太阴而行之。其行也以息往来，故人一呼脉再动，一吸脉亦再动，呼吸不止，故动而不已。《说文》曰：寸，十分也。人手却一寸动脉，谓之寸口，从又从一。

**人一呼脉行三寸，一吸脉行三寸，呼吸定息，脉行六寸。人一日一夜，凡一万三千五百息，脉行五十度，周于身。漏水下百刻，荣卫行阳二十五度，行阴亦二十五度，为一周者。故五十度，复会于手太阴。寸口者，五脏六腑之所终始，故法取于寸口也。** 《脉经》，复上，有而字。寸口者，作太阴寸口也即六字。

〔吕〕人一息脉行六寸，十息脉行六尺，百息脉行六丈，千息六十丈，万息六百丈，一万三千五百息，合为八百一十丈，为一周。阳脉出行二十五度，阴脉入行二十五度，合为五十度。脉行周身毕，即漏水百刻亦毕也。谓一日一夜，漏刻尽天明。日出东方，脉还寸口，当复更始也。故曰，寸口者，五脏六腑之所终始也。

〔纪〕荣者血也，以荣于中。卫者气也，以卫于外。脉者领荣卫而行者也。且血者阴也，其体濡，无脉以总之。或聚或散，乌能同灌于经。气者阳也，其体㗍，无脉以理之。或暴或厥，乌能固卫于外。故脉者惣之，便无大过不及。今但言荣卫，而不言脉者，谓脉惣其荣卫而行。故言荣卫，而不言脉也。

〔滑〕人，谓平人不病，而息数匀者也。《素问·平人气象论》云：人一呼脉再动，一吸脉再动，呼吸定息，脉五动。闰以大息，命曰平人。行阳行阴，谓行昼行夜也。

〔徐〕昼夜有长短，此举其中而言。其行阳行阴，起止出入之法也。

**按：**《说文》曰：呼，外息也，从口乎声。吸，内息也，从口及声。息，喘也，从心从自，自亦声。《汉书·杨雄传》注曰：息，出入气也，周礼司马政官之职，絜壶氏。凡军事悬壶，以序聚析。凡丧县壶以代哭者，皆以水火守之，分以昼夜。注：以水守壶者，为沃漏也。以火守壶者，夜则火视刻数也。分以昼夜者，异昼夜漏也。漏之箭，昼夜共百刻。冬夏之间，有长短焉。大史立成法，有四十八箭。《说文》曰：漏，以铜受水刻节。昼夜百刻，从水屚声。

**又按：**此段大旨，原于《灵枢·五十营》篇。而其说荣卫之行，取诸乎《灵枢·营卫生会》篇。曰：人受气于谷，谷入于胃以传肺。五脏六腑，皆以受气。其清者为营，浊者为卫。营在脉中，卫在脉外。营周不休，五十而复大会。阴阳相贯，如环无端。卫气行于阴二十五度，行于阳二十五度，分为昼夜。

**二难曰：脉有尺寸，何谓也？然：尺寸者，脉之大要会也。**

〔滑〕人之一身，经络荣卫，五脏六腑，莫不由于阴阳。而或过与不及，于尺寸见焉，故为脉之大要会也。一难言寸口为脉之大会，以肺朝百脉而言也。此言尺寸为脉之大要会，以阴阳对待而言也。

〔徐〕要会，言切要之地，会聚之处也。

**按：**《说文》曰：尺，十寸也，人手却十分动脉为寸口。十寸为尺，尺所以指，尺规矩事也。从尸从乙，乙所以识也。周制，寸尺咫寻常仞诸度量，皆以人之体为法。《大戴礼·王言篇》曰：布指知寸，布手知尺。是语固与《灵枢·骨度》篇。所谓肘至腕长一尺二寸半不合。而此段所分尺寸之法，复与骨度篇不同。盖以从尺泽至鱼际，为一尺一寸，分尺寸二部之位也。

**从关至尺，是尺内阴之所治也。从关至鱼际，是寸口内阳之所治也。**旧脱口字，据《脉经》，及诸本订补。

〔吕〕至尺者，言从尺至关，其脉见一寸。而言尺者，是其根本。寸口长一寸，而脉见九分。阳数奇，阴数偶也。

〔滑〕从关至尺泽，谓之尺。尺之内，阴之所治也。从关至鱼际，是寸口。寸口之内，阳之所治也。故自鱼际穴起，一寸之后，分为尺。自尺泽穴一尺之前，分为寸也。

〔徐〕治，理也。

**按：**《说文》曰：关以木横持门户也，从门节声。此段关字，亦是分界之义。非指掌后高骨为关部之谓也。盖以自掌后横纹至尺泽，总为一尺一

难经疏证

008

寸。而分其一尺中之一寸近掌者，谓之为尺。以其一寸中之九分，谓之为寸口。寸口与尺，中间相隔一分之地，谓之为关。是关为分界之义者，可见矣。《灵枢·动输》篇曰：鱼际者，手鱼也。《甲乙经》曰：尺泽，在肘中约上动脉，手太阴之所入也。

**故分寸为尺，分尺为寸。**

〔丁〕分寸为尺者，人从关至尺泽穴，当一尺也。于其尺内，分一寸以代一尺之法。是故分寸为尺，分尺为寸也。

〔滑〕分，犹别也。

〔纪〕阴阳者，脉之本。尺寸者，脉之部。今二难所论尺寸，而不言寸尺者，然顺阴阳而言也。尺为阴，寸为阳。夫尺寸之部，为诸经要会之所，可以察病之由来。故为脉之要会，从关至尺，是尺内阴之所治者。按《伤寒论》云：去尺泽一尺，名曰尺部。是关之后，去尺泽穴一尺，而取尺之名也。关，犹隔也。自关以下，是尺部所属，为阴之所治。又经曰：去鱼一寸，名曰寸口。是从关至鱼际穴一寸，而取寸之名也。以关为界，自关以上，寸口所属，为阳之所治也。故分寸为尺，分尺为寸者，从关以上，除寸之分，下为尺也。从关以下，除尺之分，上为寸也。

**故阴得尺内一寸，阳得寸内九分。尺寸终始一寸九分，故曰尺寸也。** 辨真，经释，作尺中。

〔滑〕老阴之数，终于十。故阴得尺内之一寸，此尺字。从关至尺泽，通计十寸者而言。老阳之数，极于九。故阳得寸内之九分，此寸字，指人手却一寸而言。寸为尺之始，尺者寸之终。云分寸者，以终始对待言。其实贮，寸得九分，尺得一寸，皆阴阳之盈数也。

〔丁〕尺寸之法，旧经有注。言诸家所传撰不同，执引三寸辄相去一寸，以备三才。并不见一寸九分之理。其一寸九分之法者，盖为尺寸之位，各有阴阳始终也。

**按：** 一难说取寸口之法，此段则更就其中。分尺寸之位，而复与十八难分三部之说不同，学者不可一例而读也。杨注不察此理，妄引诸家脉诀，以传会之。并举脏腑配位之说，为诊候之式，不足为据。本义据孙思邈说云：自肘腕入至鱼际，为一尺。十分之为十寸，取第九分之一寸中，为脉尺位。若此则更与经旨相左，又不可从也。《素问·阴阳应象大论》曰：按尺寸，观浮沉滑涩，而知病所生。又《脉要精微论》曰：尺内两傍则季胁也。《次注》：尺内，谓尺泽之内也。《灵枢·邪气脏腑病形》篇曰：脉急者，尺之皮肤亦急。脉缓者，尺之皮肤亦缓，是皆循按尺肤之法。《内经》未有就寸口分尺位之说，学者又不可执彼解此也。纪天锡亦辨脏腑配位之妄，颇为精当。

三难曰：脉有太过，有不及，有阴阳相乘，有覆有溢，有关有格，何谓也？然：关之前者，阳之动，脉当见九分而浮。过者，法曰太过。减者，法曰不及。遂上鱼为溢，为外关内格，此阴乘之脉也。《脉经》，诸本，动下，有也字。

〔吕〕过者，谓脉过九分出一寸，名曰太过。减者，脉不及九分至八分七分六分也。此为不及之脉也。遂上鱼者，出一寸至鱼际也。

关以后者，阴之动也，脉当见一寸而沉。过者，法曰太过。减者，法曰不及。遂入尺为覆，为内关外格，此阳乘之脉也。《脉经》，作关之后者。

〔吕〕过者，谓脉出过一寸。至一分二分三分，四分五分，此太过之脉也。减者，谓不满一寸。脉见七分八分，或六分五分，此为不及之脉。

〔虞〕阴阳不相荣，脉乃上鱼入尺，故曰覆溢之脉。脉既覆溢，此由关格所致。本经曰：关格者，不得尽其命而死也，不病亦死。

〔张〕关，无出之由，故曰关也。格者，无入之理，故曰格也。

〔滑〕遂者，径行而直前也。谢氏谓遂者，直上直下，殊无回旋之生意。外关内格，谓阳外关不下，阴从而内出，以格拒之。此阴乘阳位之脉也。内关外格，谓阴内闭而不上，阳从而外入，以格拒之。此阳乘阴位之脉也。覆，如物之覆，由上而倾于下也。溢，如水之溢，由内而出乎外也。此篇，言阴阳之太过不及，虽为病脉，犹未至危殆。若遂上鱼入尺，而为覆溢，则死脉也。此遂字，最为切紧。盖承上起下之要言，不然则太过不及。阴阳相乘，关格覆溢，浑为一意，漫无轻重矣。

按：吕注有一脉四名之说，误矣。此段大旨，诊尺寸以详阴阳相乘之候，而察关格之病也。故其设问，谓古之论脉者，曰太过不及，曰阴阳相乘，曰覆溢，曰关格。若是说来，各有所异否。其答辞，始举关之前后。申明阴阳之位，而以过之与减。解太过不及，为脉之形势。以上鱼入尺，解覆溢为脉之现体。而后结其义曰：是为关格之病所成，何则阴阳各乘其位者，非一脉有四名。其关格之称，与《内经》同。指病候非为脉名，三十七难。亦据《灵枢·脉度篇》，为阴阳俱盛之病矣。《素问·脉要精微论》曰：阴阳不相应，病名曰关格。《史记·仓公列传》曰：齐侍御史成自言病头痛。臣意切其脉，得肝气。肝气浊而静，此内关之病也。又曰：脉法云，病重而脉顺清者，曰内关。内关之病，人不知其所痛。徐干《中论》曰：术之于斯民也，犹内关之疾也，非有痛痒烦苦于身。情志慧然，不觉疾之已深也。然而期日即至，则血气暴竭。故内关之疾，疾之中天，而扁鹊之所甚恶也。是皆阴阳不相营运，人不病而死也。《伤寒论·平脉法》曰：寸口脉浮而大，浮为虚，大为实。在尺为关，在寸为格。关则不得小便，格则吐逆。是据此段，而申明其证者也。此段所诊，亦是尺寸二部。本义为三部之义，欠妥。

**故曰覆溢，是其真脏之脉，人不病而死也。**《脉经》，而，作自。

〔丁〕此者，是使阴阳不守本位。有此覆溢，故形不病而死也。

〔滑〕覆溢之脉，乃孤阴独阳，上下相离之诊，故曰真脏之脉。谓无胃气以和之也。

案经释，据《素问·玉机真脏论》。五脏各有真脏脉，以此段为误。然观本义所解，则其义自通。杨上善《太素》注曰：无余物和杂，故名真也。见于《玉机真脏论》新校正。

**四难曰：脉有阴阳之法，何谓也？然，呼出心与肺，吸入肾与肝。呼吸之间，脾受谷味也，其脉在中。**

〔吕〕心肺在膈上，脏中之阳，故呼其气出。肝肾在膈下，脏中之阴，故吸其气入。脾者中州，主养四脏，故曰呼吸以受谷味。

〔滑〕其脉在中者，在阴阳呼吸之中。

**按：**经释，以受谷味三字。为赘辞，其说似有理。

**浮者阳也，沉者阴也，故曰阴阳也。心肺俱浮，何以别之？然：浮而大散者，心也。浮而短涩者，肺也。肾肝俱沉，何以别之？然：牢而长者，肝也。按之濡，举指来实者，肾也。脾者中州，故其脉在中，是阴阳之法也。**《脉经》，濡，作耎，下有而大二字。法也，作脉字。

〔滑〕浮为阳三句，此承上文，而起下文之义。心为阳中之阳，故其脉浮而大散。肺为阳中之阴，其脉浮而短涩。肝为阴中之阳，其脉牢而长。肾为阴中之阴，其脉按之濡，举指来实。

〔杨〕按之有余，举之不足，故曰沉。按之不足，举之有余，故曰浮。细而迟，来往难且散，或一止，名曰涩。按之但觉坚极，故曰牢。大而长微强，按之隐指幅幅然者，谓之实。

〔丁〕脾者，中央土也，能成养四旁。故随四时而见，所以经不言脉之象也。

**按**：濡，即软字，或作㶟。《脉经》曰：软脉，极软而浮细。注：软，一作濡。云濡者，如帛衣在水中，轻手相得。

脉有一阴一阳，一阴二阳，一阴三阳。有一阳一阴，一阳二阴，一阳三阴。如此之言，寸口有六脉俱动耶？然：**此言者，非有六脉俱动也，谓浮沉长短滑涩也。浮者阳也，滑者阳也，长者阳也。沉者阴也，短者阴也，涩者阴也。所谓一阴一阳者，谓脉来沉而滑也。一阴二阳者，谓脉来沉滑而长也。一阴三阳者，谓脉来浮滑而长，时一沉也。所言一阳一阴者，谓脉来浮而涩也。一阳二阴者，谓脉来长而沉涩也。一阳三阴者，谓脉来沉涩而短，时一浮也。各以其经所在，名病逆顺也。**《脉经》，此下，载六难全文。之言，作言之。此言，作经言如此。病下，有之字。

〔杨〕过于本位，谓之长。不及本位，谓之短。按之往来流利，展转替替然，谓之滑也。随春夏秋冬，观其六脉之变，则知病之逆顺也。

〔纪〕浮沉者，言其位也。长短者，言其体也。故有形则有位，有位则知病之虚实。知虚实则知病所在，然后别阴阳之道。虚自内出，实自外入。

〔滑〕又设问答，以明阴阳脉见者，不单至也。惟其不单至，故有此六脉相兼而见。惟其相兼，故有一阴一阳，一阳一阴之不同也。

〔徐〕但浮沉可以相兼，而滑涩短长，不得并见。其经，手足三阴三阳也。逆顺，如心脉宜浮。肾脉宜沉，则为顺。如心脉反沉，肾脉反浮，则为逆。

五难曰：**脉有轻重，何谓也？然：初持脉如三菽之重，与皮毛相得者，肺部也。如六菽之重，与血脉相得者，心部也。如九菽之重，与肌肉相得者，脾部也。如十二菽之重，与筋平者，肝部也。按之至骨，举指来疾者，肾部也。故曰轻重。**旧脱肾部之部字。今据脉经诸本补。

〔吕〕菽者，豆也。言脉之轻重，如三豆之重，在皮毛之间。皮毛者，肺气所行也。言肺部也，心主血脉，次于肺，如六豆之重。肝主筋，又在脾下，故次之。肾主骨，其脉沉至骨，故曰肾也。

按：《脉经》注曰：菽者，小豆。言脉轻如三小豆之重。吕氏作大豆。据此，集注所引，误脱大字也。考《说文》曰：尗，豆也，象尗豆生之形也，诗采菽。郑玄注曰：菽，大豆也，又閟宫，植稺菽麦。释文曰：菽，音叔，大豆也。礼檀弓，歠叔饮水。释文曰：叔，或作菽。音同，大豆也。盖古人未以菽为小豆。《伤寒论》旧注亦曰：菽，小豆，误矣。此段借菽以称轻重者，特约略言之，谓医之以指按脉。在病者肤肉上，觉得其有轻重若此也。盖三部之上，各有一菽之重。故合三部，而称三菽。非一部之上若有三菽之重也。以三乘之，则若六菽之重者，三部各有二菽之重也。九菽之重者，三部各有三菽之重也。十二菽之重者，三部各有四菽之重也。按之至骨，则其深至矣，更不复言轻重矣。东奥服子温良亦尝有此说。先子每称其精核，虞庶谢缙孙并谓寸关尺。各有三菽之重，乃知肺气之至，余当以类推之。本义曰：肾不言菽，当如十五菽之重。此说，本于十六难吕注。经释曰：浮而无力为轻，沉而有力为重。其说俱乖经旨。

六难曰：**脉有阴盛阳虚，阳盛阴虚，何谓也？然：浮之损小，沉之实大。故曰阴盛阳虚。沉之损小，浮之实大，故曰阳盛阴虚。是阴阳虚实之意也。**

〔滑〕大抵轻手取之。阳之分，重手取之。阴之分，不拘何部，率以是推之。

〔徐〕此与上文脉有阴阳之法不同。上文言脉之属于阴属于阳，平脉也。此则言阴分与阳分之脉，有太过不及也。

七难曰：**经言，少阳之至，乍小乍大，乍短乍长。阳明之至，浮大而短。太阳之至，洪大而长。太阴之至，紧大而长。少阴之至，紧细而微。厥阴之至，沈短而敦。此六者，是平脉邪？将病脉耶？然：皆王脉也。其气以何月，各王几日？然：冬至之后，得甲子少阳王。复得甲子阳明王，复得甲子太阳王，复得甲子太阴王，复得甲子少阴王，复得甲子厥阴王。王各六十日，六六三百六十日，以成一岁。此三阳三阴之王时日大要也。**

〔吕〕少阳王正月二月，其气尚微少，故其脉来进退无常。阳明王三月四月，其气始萌未盛，故其脉来浮大而短也。太阳王五月六月，其气大盛，故其脉来洪大而长。太阴王七月八月，乘夏余阳，阴气未盛，故其脉来紧大而长。少阴王九月十月，阳气衰而阴气盛，故其脉来紧细而微也。厥阴王十一月十二月，阴气盛极，故言厥阴。其脉来沉短以敦，敦者，沈重也。

〔丁〕夫三阴三阳之气王，随六甲以言之。此法，按《黄帝·六节藏象论》曰，天以六六之节成一岁。其自冬至之后，或在小寒之初，或在大寒之后。

〔滑〕上文言三阳三阴之王脉，此言三阳三阴之王时，当其时则见其脉也。历家之说，以上古十一月甲子合朔冬至为历元，盖取夫气朔之分齐也。然天度之运，与日月之行，迟速不一，岁各有差。越人所谓冬至之后得甲子，亦以此欤。首称经言二字，考之枢素无所见。《平人气象论》，太阳至，洪大而长。少阳至，乍数乍疏，乍短乍长。阳明至，浮大而短。则虽略其说而不详，岂越人之时。别有所谓上古文字耶。将《内经》有之，而后世文脱耶。不可知也。后凡言经言，无所考者，义皆仿此。

**按:**《脉经》曰：洪脉，极大在指下。微脉，极细而软，或欲绝，若有若无。细脉，小大于微，常有但细耳。

难经疏证

014

**八难曰：寸口脉平而死者，何谓也？ 然：诸十二经脉者，皆系于生气之原。所谓生气之原者，谓十二经之根本也，谓肾间动气也。此五脏六腑之本，十二经脉之根，呼吸之门，三焦之原。一名守邪之神。故气者人之根本也，根绝则茎叶枯矣。寸口脉平而死者，生气独绝于内也。**

〔吕〕寸口脉平而死者，非应四时脉，其脉状若平和也。又曰：十二经，皆系于生气之原。所谓生气之原者，为十二经本原也。夫气冲之脉者，起于两肾之间，主气，故言肾间动气。挟任脉，上至喉咽，通喘息，故云呼吸之门。上系手三阴三阳，为支。下系足三阴三阳，为根。故圣人引树以设喻也。其生气之原者，是三焦之府。宣行荣卫，邪不妄入。故曰守邪之神也。

〔徐〕系，连属也。三焦与肾同候，而肾属下焦，故曰三焦之原，谓所从出也。

〔滑〕此篇与第一难，义若相悖，然各有所指也。一难以寸口决死生者，谓寸口为脉之大会，而谷气之变见也。此篇以原气言也。人之原气盛则生，绝则寸口脉虽平犹死也。

**按:**肾间动气，补注，经释，为命门之气。本义，为人所得以生之气，不若吕注之长矣。吕氏去古不远，必有师受。且考之经文，其言凿凿可据矣。夫肾间，则冲脉所出之地，外当乎关元之分，而三焦气化之所原也。其所称动气者，何？静者为阴，动者为阳。动气，则阳气之谓也。《素问·阴阳离合论》曰：太冲之地，名曰少阴。次注，太冲者，肾脉与冲脉，合而盛大，故曰太冲。又《举痛论》曰：冲脉起于关元，随腹直上。寒气客则脉不通，脉不通则气因之，故喘动应手矣。又《骨空论》曰：冲脉者，起于气冲，并少阴之经，侠脐上行。《灵枢·海论》曰：冲脉者，为十二经之海。《逆顺肥瘦》篇曰：冲脉者，五脏六腑之海也，五脏六腑皆禀焉。其下者，注少阴之大络，出于气街。《动输》篇曰：冲脉者，十二经之海也，与少阴之络起于肾。《百病始生》篇曰：虚邪之中人也，其著于伏冲之脉者，揣之应手而动，是则冲脉所出之地，在于两肾之间。实为十二经脉之根本也。六十六难曰：脐下肾间动气者，人之生命也，十二经之根本也，故名曰原。三焦者，原气之别使也，主通行三气，经历于五脏六腑。原者，三焦之尊号也。是则与此段之义，互相发挥，可见动气者。冲脉所主之气，真元之阳，三焦气化之原，而生命系焉。杨玄操曰：肾间动气，则丹田也，道士思神，比丘坐禅。皆行心气于脐下者，良为此也，是说亦为有理。荀悦《申鉴》曰：邻脐二寸，谓之关。关者，所以关藏呼吸之气，以禀授四气也。故气长者以关息气，是与此段所谓呼吸之门，其义相符。篇首所谓寸口者，该三部而言。非上部有脉，下部无脉之谓。吕杨注不免迂拘。

**九难曰：何以别知脏腑之病耶？然：数者腑也，迟者脏也。数则为热，迟则为寒。诸阳为热，诸阴为寒。故以别知脏腑之病也。**

〔吕〕腑者阳，故其脉数。脏者阴，故其脉来迟。

〔杨〕去来急促，一息过五至，名数也。呼吸三至，去来极迟，故曰迟也。阳脉行疾，故病乃数。阴脉行迟，故病乃迟。此直云病在脏腑。

**十难曰：一脉为十变者，何谓也？然：五邪刚柔相逢之意也。假令心脉急甚者，肝邪干心也。心脉微急者，胆邪干小肠也。心脉大甚者，心邪自干心也。心脉微大者，小肠邪自干小肠也。心脉缓甚者，脾邪干心也。心脉微缓者，胃邪干小肠也。心脉涩甚者，肺邪干心也。心脉微涩者，大肠邪干小肠也。心脉沈甚者，肾邪干心也。心脉微沉者，膀胱邪干小肠也。五脏各有刚柔邪，故令一辄变为十也。**

〔吕〕夏心主，脉见浮大而散。今反弦，弦者肝脉来干心也。小肠心之府，脉当浮大而洪。长而微弦者，胆脉也。心脉虽洪大，当以胃气为本。今无胃气，故其脉大甚也。此为心自病，故言自干心也。小肠心之府，微大者，其脉小，为小肠自病，故言自干。缓者脾，乘心，故令心脉缓也。胃脉小缓，见于心部，小肠心府，故言干之。涩肺脉，故言干心也。微涩大肠脉，小肠心府。故曰干也。沉者肾脉，故言干也。微沉者膀胱脉，小肠心府，故言干也。此夏王之时，心脉见如此者，为失时脉。

〔杨〕干，犹乘也。刚柔，阴阳也。邪者，不正之名，非有王气。而外来干身为病者，通为之邪也。

〔虞〕推此十变之候，乃五行胜复相加，故圣人谓之五邪也。五脏各有表里，更相乘之。一脉成十，故十变也。有阳有阴，故曰刚柔也。于本位见他脉，故曰相逢相干也。圣人乃以心一脏为例，其余皆可知也。

**十一难曰：经言，脉不满五十动而一止，一脏无气也，何脏也？然：人吸者随阴入，呼者因阳出。今吸不能至肾，至肝而还。故知一脏无气者，肾气先尽也。**

〔杨〕按经言，持其脉口，数其至也。五十动而不一代者，五脏皆受气，是为平和无病之人矣。四十动而一代者，一脏无气，难经言止。本经言代，按止者，按之觉于指下而中止。代者，还尺中，停久方来，名曰代也。止代虽两经不同，据其脉状，亦不殊别，故两存之。

〔丁〕五十动者，是天地阴阳，以漏刻为制度。今阳气虚少，故不满五十也。其言动而止者，谓吸不能至肾，至肝而还。此阳不荣于下，故肾气先绝也，绝则止也。此法又与生气独绝于内同法也。

〔滑〕五脏肾最在下，吸气最远。若五十动不满，而一止者，知肾无所资，气当先尽。尽，犹衰竭也。不能随诸脏气而上矣。

**按：**此段，原于《灵枢·根结篇》，而约言之也。

**十二难曰：经言，五脏脉已绝于内，用针者反实其外。五脏脉已绝于外，用针者反实其内。内外之绝，何以别之？然：五脏脉已绝于内者，肾肝气已绝于内也，而医反补其心肺。五脏脉已绝于外者，其心肺脉已绝于外也，而医反补其肾肝。阳绝补阴，阴绝补阳，是谓实实虚虚，损不足益有余。如此死者，医杀之耳。**

〔吕〕心肺所以在外者，其脏在膈上。上气外为荣卫，浮行皮肤血脉之中。故言绝于外也。肾肝所以在内者，其脏在膈下。下气内养筋骨，故言绝于内也。

〔滑〕《灵枢》第一篇曰：凡将用针，必先诊脉，视气之剧易，乃可以治。又第三篇曰：所谓五脏之气，已绝于内者，脉口气内绝不至。反取其外之病处，与阳经之合。有留针以致阳气，阳气至则内重竭，重竭则死矣。其死也，无气以动，故静。所谓五脏之气，已绝于外者，脉口气外绝不至，反取其四末之输。有留针以致其阴气，阴气至则阳气反入。入则逆，逆则死矣。其死也，阴气有余，故躁。此《灵枢》以脉口内外。言阴阳也，越人以心肺肾肝内外。别阴阳，其理亦由是也。纪氏谓此篇言针法，冯玠谓此篇合入用针补写之类。当在六十难之后，以例相从也。

〔徐〕绝者，虚也，不足也。不绝者，实也，有余也。

**十三难曰：经言，见其色而不得其脉，反得相胜之脉者，即死。得相生之脉者，病即自已。色之与脉，当参相应，为之奈何？然：五脏有五色，皆见于面，亦当与寸口尺内相应。假令色青，其脉当弦而急。色赤，其脉浮大而散。色黄，其脉中缓而大。色白，其脉浮涩而短。色黑，其脉沉濡而滑。此所谓五色之与脉，当参相应也。**

〔滑〕《灵枢》第四篇曰：见其色知其病，命曰明。按其脉知其病，命曰神。问其病知其处，命曰工。又曰：色青者其脉弦，赤者其脉钩，黄者其脉代，白者其脉毛，黑者其脉石。见其色而不得其脉，谓色脉之不相得也。色脉既不相得，看得何脉。得相胜之脉即死。得相生之脉，病即自已。已，愈也。参，合也。

**脉数，尺之皮肤亦数。脉急，尺之皮肤亦急。脉缓，尺之皮肤亦缓。脉涩，尺之皮肤亦涩。脉滑，尺之皮肤亦滑。**

〔丁〕数，即心也，所以臂内皮肤热也。急者，臂内经络满实，所以坚急也。缓者，肌肉消，故皮肤亦缓弱也。肺主燥，所以臂内皮肤亦涩也。肾主水，其脉滑，所以臂内皮肤亦滑也。

〔滑〕《灵枢》第四篇，黄帝曰：色脉已定，别之奈何？岐伯曰：调其脉之缓急大小滑涩，肉之坚脆，而病变定矣。帝曰：调之奈何？岐伯答曰：脉急，尺之皮肤亦急。脉缓，尺之皮肤亦缓。脉小，尺之皮肤亦减，而少气。

脉大，尺之皮肤亦贲而起。脉滑，尺之皮肤亦滑。脉涩，尺之皮肤亦涩。凡此变者，有微有甚。云此通上文所谓色脉形肉不相失。

　　**按**：经释曰：今去经文大小字，而易数字。数者，一息六七至之谓。若皮肤则如何能数，此说误矣。《素问·奇病论》曰：人有尺脉数甚，筋急而见。是尺肤亦有数之候也。

　　**五脏各有声色臭味，当与寸口尺内相应，其不相应者病也。假令色青，其脉浮涩而短，若大而缓，为相胜。浮大而散，若小而滑，为相生也。**

　　〔吕〕色青者，肝也。浮涩而短者，肺也。肺胜肝为贼邪。若大而缓，为脾脉也。肝胜脾，故言相胜也。浮大而散，心脉也。心为肝之子。若小而滑，肾脉也。肾为肝之母，肝为肾之子。子母相生，故为相生也。

　　〔虞〕肝脉弦，其色青，其声呼，其臭膻，其味酸。心脉洪，其色赤，其声笑，其臭焦，其味苦。脾脉缓，其色黄，其声歌，其臭香，其味甘。肺脉涩，其色白，其声哭，其臭腥，其味辛。肾脉沉，其色黑，其声呻，其臭腐，其味咸。此谓相应也。

　　**经言：知一为下工，知二为中工，知三为上工。上工者十全九，中工者十全八，下工者十全六。此之谓也。**

　　〔丁〕上工者，谓全知色脉皮肤三法，相生相胜本始，故治病十全其九。中工知二，谓不能全收，故治病十全得八。下工知一，谓不解明于全法，一心治已病，故十全得六也。

　　〔滑〕此篇问答，凡五节。第一节为问辞。第二第三节，言色脉形肉不得相失。第四节，言五脏各有声色臭味，当与寸尺相应。然假令以下，但言色脉相参，不言声臭味，殆阙文欤。抑色之著于外者，将切于参验欤。第五节，则以所知之多寡，为工之上下也。

　　**按**：知三之义，吕注谓解一脏为下工，解二脏为中工，解五脏为上工。虞庶据《礼记正义》，医不三世之说，俱为强解。《灵枢·邪气脏腑病形》篇曰：善调尺者，不待于寸。善调脉者，不待于色。能参合而行之者，可以为上工，上工十全九。行二者为中工，中工十全七。行一者为下工，下工十全六。是丁说所原，其义自明。《吕览·察贤篇》曰：今有良医于此，治十人而起九人，所以求之万也。注：以术之良，故人多求之也。凡十人中，必有一不可治之病，故全九为上也。全，犹愈也。见于《周礼》疾医职注。而工，则医之谓也。与知一则为工，知二则为神，知三则神且明矣不同。此言上中下之工，与《韩非子·经篇》"下君尽己之能，中君尽人之力，上君尽人之智"语同。《素问》，有粗工良工之语。《说文》曰：工，巧饰也，象人有规榘也。与巫同意，其义可知。盖上古之医，必为祝由。故通称巫，又谓之工。《山海经》曰：大荒之中有山，名曰丰沮玉门。日月所入，有灵山。巫咸、巫即、巫盼、巫彭、巫姑、巫真、巫礼、巫抵、巫谢、巫罗十巫。从此升降，百药爰在。注：群巫上下此山，采药往来也。又开明东，有巫彭、巫抵、巫阳、巫履、巫凡、巫相。注：皆神医也。是则工之与巫，其意相同，上古俱为医之称也。

**十四难曰：脉有损至，何谓也？然：至之脉，一呼再至曰平，三至曰离经，四至曰夺精，五至曰死，六至曰命绝。此至之脉也。**

〔吕〕平者，谓平调之脉也。

〔虞〕经者，常也。谓脉离常经之所，而行过于半，不在所起之经再起，故曰离经也。一呼四至，乃阳气乱。故脉数，数则气耗。耗则精无所归，独加夺去，故曰夺精。五至，死之渐也。六至，今死矣。

**何谓损？一呼一至曰离经，二呼一至曰夺精，三呼一至曰死，四呼一至曰命绝。此谓损之脉也。至脉从下上，损脉从上下也。**

〔滑〕至脉从下而逆上，由肾而之肺也。损脉从上而行下，由肺而之肾也。

**损脉之为病，奈何？然：一损损于皮毛，皮聚而毛落。二损损于血脉，血脉虚少，不能荣于五脏六腑也。三损损于肌肉，肌肉消瘦，饮食不为肌肤。四损损于筋，筋缓不能自收持也。五损损于骨，骨痿不能起于床，反此者至于收病也。从上下者，骨痿不能起于床者死。从下上者，皮聚而毛落者死。**《脉经》，消，作痟。本义，不为，作不能为。至于收病，当作至脉之病也云。按：《脉经》与经文同。

〔吕〕从上下者，从肺损至肾。五脏俱尽，故死，肺在上也。从下上者，从肾损之肺，亦复五脏俱尽，故死也。

〔虞〕至此推究损家病证，一损肺、二损心、三损脾、四损肝、五损肾。乃如第五难脉之轻重菽数。

**按：**皮聚者，皮肤皱腊失润，故毛脱也，不能荣于五脏六腑之荣字。古与营通，周运之义也。至于收病也，本义为误文，是。然《脉经》与经文同，则其讹亦久。吕注曰：收者，取也。经但载损家病，不载至家病。故损脉于此受病，非是至家病也，其言不免含糊。

**治损之法奈何？然：损其肺者，益其气。损其心者，调其荣卫。损其脾者，调其饮食，适其寒温。损其肝者，缓其中。损其肾者，益其精。此治损之法也。**

〔滑〕肺主气，心主血脉，肾主精。各以其所损而治之。荣卫者，血脉之所资也。肝主血，血虚则中不足。一云：肝主怒，怒能伤肝。故损其肝者，缓其中。《经》曰：肝苦急，急食甘以缓之。缓者，和也。

**按：**一说为是，虞丁注意亦尔。适其寒温，此衣服起居之谓，非重言饮食之义也。经释曰：言治损，而不言治至者，盖损至之脉。虽有从上下从下上之殊，而五者之病状则一。故言治损，而治至之法亦备矣。

**脉有一呼再至，一吸再至。有一呼三至，一吸三至。有一呼四至，一吸四至。有一呼五至，一吸五至。有一呼六至，一吸六至。有一呼一至，一吸一至。有再呼一至，再吸一至。有呼吸再至。脉来如此，何以别知其病也？**

〔滑〕此再举损至之脉，为问答也。盖前之损至，以五脏自病，得之于内者而言。此则以经络血气，为邪所中之微甚，自外得之者而言也。其曰呼吸再至，即一呼一至，一吸一至之谓。疑衍文也。

**然：脉来一呼再至，一吸再至，不大不小，曰平，一呼三至，一吸三至为适得病。前大后小，即头痛目眩，前小后大，即胸满短气。一呼四至，一吸四至，病欲甚，脉洪大者，苦烦满。沉细者，腹中痛，滑者伤热，涩者中雾露。一呼五至，一吸五至，其人当困，沉细夜加，浮大昼加。不大不小，虽困可治，其有大小者，为难治。一呼六至，一吸六至，为死脉也。沉细夜死，浮大昼死。一呼一至，一吸一至，名曰损。人虽能行，犹当著床。所以然者，血气皆不足故也。再呼一至，再吸一至，名曰无魂。无魂者当死也，人虽能行。名曰行尸。**《脉经》，欲甚，作适甚。死脉上，有十字。当著，作当未。再吸一至，旧作呼吸再至，据《脉经》本义改订。

〔虞〕脉三至曰离经，反于常经。知病始得，脉病反常经。法曰：夺精之脉，脉大。法曰：浑浑革至如涌泉者，病进欲甚之理明也。阴脉细沉，夜加可验。阳脉浮大，昼加可知。魂属阳，阳主生。今脉形如是减损，乃知阳绝。阳绝则魂去，故人死也。

〔滑〕前后，非言寸尺。犹十五难前曲后居之前后，以始末言也。

〔徐〕前大后小，病气在阳，故头痛目眩。前小后大，病气在阴。故胸满短气，洪大为阳邪外越，故烦满。沈细为阴邪内陷，故腹痛。滑为血实，故为热。涩为伤湿，故中雾露，此又一息四至之病。分别言之，困者近于死也。不大不小，则昼夜不至于有加，故可治。即《灵枢·禁服》篇所谓，若引绳大小齐等之义。若更参差不伦，则难治矣。行尸，言其人生道已绝，如尸之行也。

**按**：涩，脉难流利也，何于一息八至中而现之。盖此段涩字，《脉经》所谓一止复来之义，数中有时一结也。虞注为如刀刮竹之状，欠妥。《灵枢·本神》篇曰：随神往来者，谓之魂。《说文》曰：魂，阳气也，从鬼云声。

**上部有脉，下部无脉，其人当吐，不吐者死。上部无脉，下部有脉，虽困无能为害也。所以然者，譬如人之有尺，树之有根。枝叶虽枯槁，根本将自生。脉有根本，人有元气，故知不死。**

〔杨〕上部寸口，下部尺中也。

〔滑〕纪氏曰：上部有脉下部无脉，是邪实并于上，即当吐也。若无吐证，为上无邪，而下气竭，故云当死。一难言寸口为五脏主也，四难以胃为主。其脉则主关上也，此难以尺为主也。此越人所以错综其义，散见诸篇。以见寸关尺，各有所归重云。

〔徐〕上部无脉者，特因气血之偶有滞耳，病去则自复也。

**按**：元气者，人身所禀天真本原之气。所谓通天者生之本，是也。六十六难曰：脐下肾间动气者，人之生命也，十二经之根本也，故名曰原。三焦者，原气之别使也。《金匮要略》曰：腠者，三焦通会元真之处，为血气所注。是则元者，本原之谓也。《春秋繁露·王道篇》曰：春秋何贵乎元而言之。元者，始也，言本正也。道，王道也。王者，人之始也，王正则元气和顺。又《重政篇》曰：春秋变一谓之元。元，犹原也。其义以随天地终始也，故人唯有终始也。而生不必应四时之变，故元者为万物之本。扬雄解嘲曰：天者含元气。《白虎通》曰：地者，元气之所生，万物之祖也。《汉书·律历志》曰：大极元气，函三为一。极，中也。元，始也。文选《东都赋》曰：降烟煴调元气。又《鲁灵光殿赋》曰：包阴阳之变化，含元气之烟煴。李善注，《春秋·历命序》云：元气正则天地八卦孳。《后汉书·李固传》曰：北斗斟酌元气，运平四时。王充《论衡·幸偶篇》曰：俱禀元气，或独为人，或为禽兽。又《无形篇》曰：人禀元气于天，各受寿夭之命，以立长短之形。盖人之生也，与天地参。则所禀之气，其理一也。《内经》，是谓真气，又谓生气者，生之所资始，而天所禀之气也。譬如二字，本义谓，当在人之有尺下，此说是矣。然脉经亦与经文同。

十五难曰：经言，春脉弦，夏脉钩，秋脉毛，冬脉石。是王脉耶？将病脉也？然：弦钩毛石者，四时之脉也。春脉弦者，肝东方木也。万物始生，未有枝叶。故其脉之来，濡弱而长，故曰弦。夏脉钩者，心南方火也。万物之所盛，垂枝布叶，皆下曲如钩。故其脉之来疾去迟，故曰钩。秋脉毛者，肺西方金也。万物之所终，草木华叶，皆秋而落，其枝独在若毫毛也。故其脉之来，轻虚以浮，故曰毛。冬脉石者，肾北方水也，万物之所藏也。盛冬之时，水凝如石。故其脉之来，沉濡而滑，故曰石。此四时之脉也。

〔滑〕此《内经·平人气象论》《内经·玉机真脏论》，参错其文，而为篇也。春脉弦者，肝主筋，应筋之象。夏脉钩者，心主血脉，应血脉来去之象。秋脉毛者，肺主皮毛。冬脉石者，肾主骨。各应其象，兼以时物之象取义也。来疾去迟，刘立之曰：来者，自骨肉之分，而出于皮肤之际，气之升而上也。去者，自皮肤之际，而还于骨肉之分，气之降而下也。

〔徐〕来疾者，其来少急而劲。去迟者，其去少缓而弱。此所谓下曲如钩也。按脏腑之与五行，各有所属。而春夏秋脉，皆以木为喻者，唯木为因时迁变也。

如有变奈何？然：春脉弦，反者为病。何谓反？然：其气来实强，是谓太过，病在外。气来虚微，是谓不及，病在内。气来厌厌聂聂，如循榆叶，曰平。益实而滑，如循长竿，曰病。急而劲益强，如新张弓弦，曰死。春脉微弦，曰平。弦多胃气少，曰病。但弦无胃气，曰死。春以胃气为本。

〔吕〕实强者，阳气盛也。少阳当微弱，今更实强，谓太过。阳主表，故今其病在外也。厥阴之气,养于筋。其脉弦,今更虚微,故曰不及。阴处中,故今其病在内也。如循长竿,谓弦多胃气少也。如新张弓弦,谓但强无胃气也。

**按**:《素问·平人气象论》曰:平肺脉来,厌厌聂聂,如落榆荚,曰肺平。次注,浮薄而虚者也。又曰:平肝脉来,软弱。招招如揭长竿末稍,曰肝平,与此段为异。弟坚曰:厌厌聂聂。《圣惠方》,作撮撮橴橴。广韵云:撮,于叶切,叶动貌。《说文》云:橴,木叶摇白也。按白,恐兒讹。兒,即貌省文。从木聂声。《尔雅》曰:橴,虎橴。《释文》曰:橴,郭音涉。本又作聂,并同。《尔雅》曰:榆,白枌。注:枌,榆先生叶。却著英,皮色白。《说文》曰:竿,竹挺也,从竹干声。王冰《素问次注》曰:劲,谓劲强,急之甚也。

**夏脉钩,反者为病,何谓反?然:其气来实强,是谓太过,病在外。气来虚微,是谓不及,病在内。其脉来累累如环,如循琅玕,曰平。来而益数,如鸡举足者,曰病。前曲后居,如操带钩,曰死。夏脉微钩,曰平。钩多胃气少,曰病。但钩无胃气,曰死。夏以胃气为本。**

〔吕〕实强者,太阳受气盛也。太阳浮散,今反实强,故曰太过也。手少阴主血脉,其气尚平实,今反见虚微,故曰不及也。心脉但当浮散,不当数也。鸡举足者,谕其数也。后居,谓之后直。如人革带之钩,前曲后直也,是谓但钩无胃气也。

〔丁〕操者,执也。如手执革带,前钩曲无力也。后居,倨而不动。劲有,故曰死也。

**按**:《素问·平人气象论》曰:病脾脉来,实而盈数,如鸡举足,曰脾病,与此段为异。《说文》曰:环,璧也。肉好若一,谓之环,从玉瞏声。琅玕,似珠者。琅,从玉良声。玕,从玉干声。禹贡,滽州,球琳琅玕。《素问次注》曰:如循琅玕。言脉满而盛,微似珠形之中手。琅玕,珠之类也。居,不动也。操,执持也。鸡举足,谓如鸡走之举足也。

**秋脉微毛,反者为病,何谓反?然:气来实强,是谓太过,病在外。气来虚微,是谓不及,病在内。其脉来蔼蔼如车盖,按之益大,曰平。不上不下,如循鸡羽,曰病。按之消索,如风吹毛,曰死。秋**

**脉微毛为平，毛多胃气少，曰病。但毛无胃气，曰死。秋以胃气为本。**
《圣惠方》，蔼蔼，作霭霭。本义，消，作萧。

〔吕〕车盖，乃小车之盖也，轻浮蔼蔼然也。按之益大，有胃气，故曰平也。

〔丁〕不下不上，如循鸡羽者，但当涩涩然，故曰病也。风吹毛者，飘腾不定，无归之象，故曰死也。

**按:** 蔼蔼，轻盈浮大之义。《尔雅》释木曰：贲，蔼。注：树实繁茂庵蔼也。庵蔼，即蔼蔼之双声。《周礼·考工记》曰：轸之方也，以象地也，盖之圆也，以象天也。《素问次注》曰：如循鸡羽者，谓中央坚，而两旁虚也。如风吹毛者，纷纷然也。

**冬脉石，反者为病。何谓反？然：其气来实强，是谓太过。病在外，气来虚微，是谓不及。病在内，脉来上大下兑，濡滑如雀之喙，曰平。啄啄连属，其中微曲，曰病。来如解索，去如弹石，曰死。冬脉微石，曰平。石多胃气少，曰病。但石无胃气，曰死。冬以胃气为本。** 诸本，喙，讹化啄，俗解作喙。是，音释。喙，许秽切。

〔吕〕雀喙，谓本大末兑也。啄啄者，不息，故谓之连属。解索，谓虚缓无根本也。来迟去疾，故曰弹石。

〔丁〕解索，诊之应手如脱解之索，无力也。

**按:**《素问·平人气象论》曰：死脾脉来，锐坚如鸟之喙。又曰：平肾脉来，喘喘累累如钩，按之而坚，曰肾平。病肾脉来，如引葛，按之益坚，曰肾病。又解索，作夺索。又曰：喘喘连属，其中微曲，为病心脉。次注，曲，谓中手而偃曲也。如弹石，言促又坚也。考啄啄，据《内经》，当作喘喘。丁注，谓啄啄如雀啄，连连时止，恐不为是。盖《内经》有盛喘喘数等语，俱喻脉之数疾也。

**胃者，水谷之海也。主禀四时，故皆以胃气为本。是谓四时之变病，死生之要会也。脾者，中州也。其平和不可得见，衰乃见耳。来如雀之啄，如水之下漏，是脾之衰见也。**

〔吕〕脾寄王四季，故不言王。言平和脉不见，其衰病则见耳。

**按:**《素问次注》曰：水流屋漏，言其至也。屋漏，谓时动复住。

**十六难曰：脉有三部九候，有阴阳，有轻重，有六十首。一脉变为四时，离圣久远，各自是其法，何以别之？**

〔滑〕谢氏曰：此篇，问三部九候以下共六件，而本经并不答所问，似有缺文。今详三部九候，则十八难中第三章言之，当属此篇，错文在彼。阴阳见四难，轻重见五难。一脉变为四时，即十五难。春弦夏钩秋毛冬石也，六十首。按《内经·方盛衰篇》曰：圣人持诊之道，先后阴阳而持之。奇恒之势，乃六十首。王注：谓奇恒六十首，今世不存。则失其传者，由来远矣。

**然：是其病有内外证。其病为之奈何？然：假令得肝脉。其外证：善洁，面青，善怒。其内证：齐左有动气。按之牢若痛，其病四肢满，闭癃溲便难。转筋，有是者肝也，无是者非也。**

〔吕〕外证者，腑之候。胆者，清净之府，故面青善洁。其内证者，肝之证。

〔滑〕得肝脉，诊得弦脉也。肝为将军之官，故善怒。善，犹喜好也。脐左，肝之部也。按之牢若痛，谓其动气，按之坚牢而不移，或痛也。厥阴脉，循阴器，肝病。故溲便难，转筋者，肝主筋也。此段答辞，然与前问不相蒙，当别有问辞也。

〔徐〕动气，真气不能藏，而发现于外也。牢者，气结而坚。痛者，气郁而滞。

**按：**善字，滑解为得，诗鄘风载驰章。女子善怀，亦各有行。笺，善，犹多也。《汉书·沟洫志》曰：引洛水至商颜下，岸善崩。注，师古曰：善崩，言憘崩也。经释，四肢满为句。是，盖筋急则觉四肢满胀也。诸家四肢满闭为句，丁读为挛殚之义，并非。癃，补注本义作淋。考癃，音犁针切，义与淋同。《史记·孝景本纪》索隐曰：隆虑，音林闾，避殇帝讳改之。据此癃字，亦避讳作淋。《本草经》、《内经》皆用癃字。其作淋者，盖后人所改。《素问·奇病论》曰：有癃者，一日数十溲，此不足也。次注：癃，小便不得也。溲，小便也。《一切经音义》曰：声类云。痳，谓小便数，而难出也。溲字概称大小便，见于《史记·仓公传》。然此段闭癃溲便难，唯言小便若闭若淋涩。虞注：谓癃溲，小府涩也。便难，大府所注难也，误。

假令得心脉。其外证：面赤，口干，喜笑。其内证：齐上有动气，按之牢若痛。其病烦心，心痛。掌中热而哕，有是者心也，无是者非也。

〔滑〕掌中，手心主脉所过之处，盖真心不受邪，受邪者手心主尔。

〔徐〕《素问》，心在色为赤，在声为笑。心气通于舌，故火上炎则干也。

假令得脾脉。其外证：面黄，善噫，善思，善味。其内证：当齐有动气，按之牢若痛，其病腹胀满。食不消，体重节痛，怠堕嗜卧，四肢不收，有是者脾也。无是者非也。

〔虞〕脾，土也。在变动为噫，在志为思。主甘受味，故善味。

〔丁〕当齐有动气者，脾主中州也。其病腹满，食不消，体重节痛，怠惰四肢不收，即是胃也。胃为水谷之海，为土。土静，故有此证。

〔滑〕《灵枢·口问篇》曰：噫者，寒气客于胃。厥逆从下上散，复出于胃，故为噫。经曰：脾主四肢。

〔徐〕《素问·痿论》曰：阳明主束骨，而利机关。脾与胃合。故亦主节。

按：《说文》曰：噫，饱食息也，从口意声。

假令得肺脉。其外证：面白，善嚏，悲愁不乐，欲哭。其内证：齐右有动气，按之牢若痛。其病喘咳，洒淅寒热。有是者肺也，无是者非也。

〔虞〕肺主皮毛，外感寒，内合于肺，故嚏也，悲者肺之志也。在声为哭，肺主气，外候皮毛。虚则洒淅恶寒，实则热而闷，故云寒热。

〔徐〕《素问·刺禁论》曰：肺藏于右。脐右，肺之位也。肺主气，气逆则喘咳。

按：《灵枢·口问》篇曰：人嚏者，何气使然？岐伯云：阳气和利，满于心出于鼻，故为嚏。《说文》曰：嚏，悟解气也，从口嚏声。诗云：愿言则嚏。

假令得肾脉。其外证：面黑，喜恐，欠。其内证：齐下有动气，按之牢若痛。其病逆气，少腹急痛。泄如下重，足胫寒而逆。有是者肾也，无是者非也。

〔虞〕肾气不足，伤于冲脉，故气逆。少阴之脉循少腹，故少腹急痛也。肾者胃之关，今气虚，故为下重。泄，谓食毕思急圊。通评虚实论曰：气逆者足寒也。

〔滑〕如，读为而。

〔徐〕《素问》：肾在志为恐。《灵枢·口问》篇曰：阴气积于下，阳气未尽。阳引而上，阴引而下。阴阳相引，故数欠。又云：肾主为欠。又经脉篇：足少阴肾之脉，循内踝之后，别入跟中。以上踹内，故足胫寒也。

按：《说文》曰：欠，张口气悟也。象气，从人上出之形。

十七难曰：经言，病或有死，或有不治自愈，或连年月不已，其死生存亡可切脉而知之耶？然：可尽知也。诊病，若闭目不欲见人者，脉当得肝脉。强急而长，而反得肺脉。浮短而涩者，死也。《脉经》，尽，作具。诊病，作设病者。强，作弦。

〔杨〕强急，犹弦急也。

〔滑〕此篇所问者三。答云：可尽知也。止答病之死证，余无所见，当有阙漏。肝开窍于目闭目不欲见人，肝病也。肝病见肺脉，金克木也。

病若开目而渴，心下牢者，脉当得紧实而数。反得沉濡而微者，死也。《脉经》，濡，作滑。本义，作涩，并非。

〔丁〕心之病证，今反见肾脉。水来克火，故知死也。

〔虞〕阳病得阴脉，故曰死也。

〔徐〕心主热，甚则开目而渴也。

病若吐血，复鼽衄血者，脉当沈细。而反浮大而牢者，死也。

〔滑〕脱血脉实，相反也。

〔徐〕此又一义，不以生克言。所谓病虚脉实，故死也。《灵枢·玉版》篇曰：衄而不止，脉大。此三逆，即此义也。

按：《说文》曰：鼽，病寒鼻窒也，从鼻九声。《释名》曰：鼻塞曰鼽。鼽，久也。涕久不通，遂至窒塞也。《说文》又曰：衄，鼻出血也，从血丑声。

病若谵言妄语，身当有热，脉当洪大。而手足厥逆，脉沉细而微者，死也。《脉经》，而下，有反字。沈上，有反字。

〔杨〕按之迟但小，谓之细。

〔滑〕阳病见阴脉，相反也。

**按**：杨上善《太素经注》曰：谵语，多言也。

**病若大腹而泄者，脉当微细而涩。反紧大而滑者，死也**。《脉经》反下，有得字。死下，有此之谓三字。

〔滑〕泄而脉大，相反也。大腹，腹胀也。

〔徐〕此亦病虚脉实也。《灵枢·玉版》篇曰：腹鸣而满，四支清泄，其脉大，是二逆也。

**十八难曰：脉有三部，部有四经。手有太阴阳明，足有太阳少阴。为上下部，何谓也？然：手太阴阳明金也，足少阴太阳水也。金生水，水流下行，而不能上，故在下部也，足厥阴少阳木也。生手太阳少阴火，火炎上行，而不能下，故为上部。手心主少阳火，生足太阴阳明土，土主中宫，故在中部也。此皆五行子母，更相生养者也。**

〔杨〕手太阴，肺脉也。肺为诸脏上盖，其治在右方，故在右手上部也。手阳明大肠脉，是肺之府，故随肺居上部焉。足少阴肾脉，肾为水，肺之子。水流趣于肾，又最居于下，故为右手下部也。足太阳膀胱，为肾之府，故随肾居下部焉。经言脉有三部，部有四经者，谓惣两手而言之也。两手各有三部，部各有二经，两手上部合四也。中下二部，亦复如此。三四十二，则十二经也。肺金居上，而下生肾水，故肺肾在左右手上下部也。足厥阴肝脉也，肝治在左方，故为左手之下部。足少阳胆者，为肝之府，故随肝居下部也。手太阳小肠脉，为心之府，故随心居上部焉。手心主胞络脉也，手少阳三焦脉也，故合为左手中部。足太阴脾脉也，足阳明胃脉也，故合为右手中部。此经作如此分别，若依脉经配三部，又与此不同也。

〔徐〕此篇所论，六经部位，乃《素问·血气形志篇》。所谓足太阳与少阴为表里，少阳与厥阴为表里，阳明与太阴为表里，是为足阴阳也。手太阳与少阴为表里，少阳与心主为表里，阳明与太阴为表里，是为手阴阳也。以此为据。

**按：** 详经文，唯说以三部配六经之义，而非左右排位之谓也。然其言暧昧难识，姑举杨注以解之，是复掠取王氏《脉经》之说。而为解者，其实巨以确据矣。

**脉有三部九候，各何所主之？然：三部者，寸关尺也。九候者，浮中沉也。上部法天，主胸以上至头之有疾也。中部法人，主膈以下至齐之有疾也。下部法地，主齐以下至足之有疾也，审而刺之者也。** 本义，无所字。

〔杨〕寸口，阳也。关，中部也。尺中，阴也。此三部各有浮中沉三候，三三九候也，故曰九。浮为阳，沉为阴，中者胃气也。所谓自膈以上，为上焦也。自膈以下，为中焦也。自齐以下至足，为下焦也。

〔谢〕此一节，当是十六难中答辞。错简在此，而剩出脉有三部九候，各何主之十字。

**按：** 杨注以后，以此段为左右三部，分配脏腑之义。然《内经》及《难经》，未尝有其说，盖出于《脉经·两手六脉所主脏腑阴阳逆顺篇》。所引脉法赞文，纪天锡集注，极辨其碎义难据，实为精当。《脉经》又有《分别三关境界脉候篇》曰：寸主射上焦，出头及皮毛竟手。关主中焦，腹及腰。尺主射下焦，少腹至足，义与此段同。刺字，杨注为针刺。丁注当作次字，纪氏为刺候之义。未知孰是。

**人病有沉滞久积聚，可切脉而知之耶？然：诊在右胁有积气，得肺脉结。脉结甚则积甚，结微则气微。诊不得肺脉，而右胁有积气者，何也？然：肺脉虽不见，右手脉当沉伏。**

〔杨〕往来缓，而时一止复来，谓之结也。脉结甚者，是诊脉之状也。结甚者，此结训积，犹言脉结甚则积甚。脉结微则积微，其言稍隐也。极重指著骨乃得，故谓伏脉也。

〔滑〕此下问答，亦未详所属。或曰：当是十七难中，或连年月不已答辞也。

〔徐〕结为积聚之脉。平人气象论云：结而横，有积矣。沉伏亦积气之脉，右手统指三部言。

**其外痼疾同法耶？将异也。然：结者，脉来去时一止无常数，名**

曰结也。伏者，脉行筋下也。浮者，脉在肉上行也。左右表里，法皆如此。假令脉结伏者，内无积聚。脉浮结者，外无痼疾。有积聚，脉不结伏。有痼疾，脉不浮结。为脉不应病，病不应脉，是为死病也。

〔滑〕此承上文，复问外之痼病。与内之积聚，法将同异。结为积聚，伏脉行筋下，主里。浮行肉上，主表，所以异也。前举右胁为例，故此云左右同法。脉病不相应，故为死病也。

〔徐〕人病以下至末，与前文不类。疑是五十二、五十五、五十六等难内错文。

按：痼，即痼俗字。《说文》曰：痼，久病也。从广古声，又通作固。锢，礼月令曰：季冬之月行春令，则国有固疾。注：生不充性，有久疾也。《汉书·贾谊传》曰：失今不治，必为锢疾。

**十九难曰：经言，脉有逆顺，男女有常。而反者，何谓也？然：男子生于寅，寅为木，阳也。女子生于申，申为金，阴也。**

〔杨〕元气起于子，人之所生也。男从子左行三十，女从子右行二十。俱至于巳，为夫妇怀妊也。古者，男子三十，女年二十。然后行嫁娶，法于此也。十月而生男，从巳至寅。左行为十月，故男行年起于丙寅。女从巳右行至申，为十月，故女行年起于壬申。所以男子生于寅，女子生于申。

〔滑〕此推本生物之初，而言男女阴阳也。

按：脉有逆顺，言脉有男之所顺。女之所逆，有女之所顺。男之所逆也，男女所生之理。虞注为男女天癸之数。规杨氏之言，反非。《淮南子汜论训》曰：礼三十而娶。注：三十而娶者，阴阳未分时，俱生于子。男从子数，左行三十，立于巳。女从子数，右行二十年，亦立于巳。合夫妇，故圣人因是制礼。使男三十而娶，女二十而嫁。其男子从巳数，左行十得寅，故人十月而生于寅，故男子数从寅起。女自巳数，右行得申，亦十月而生于申，故女子数从申生也。《说文》曰：包，象人裹妊。巳在中，象子未成形也。元气起于子，子，人所生也。男左行三十，女右行二十，俱立于巳，为夫妇。裹妊于巳，巳为子，十月而生。男起巳至寅，女起巳至申。故男年始寅，女年始申也。是可以证杨说。而经文实原古礼，演男女嫁娶之义者，可知矣。又《离骚经》曰：惟庚寅吾以降。章句云：寅为阳正，故男始生。而立于寅，庚为阴正，故女始生。而立于庚，是庚之与申虽不同，其为义则一也。

**故男脉在关上，女脉在关下。是以男子尺脉恒弱，女子尺脉恒盛。是其常也。**

〔杨〕男子阳气盛，故尺脉弱。女子阴气盛，故尺脉强。此是其常性。

〔谢〕寅为木，木生火。又火生于寅，而性炎上，故男脉在关上。申为金，金生水，又水生于申，而性流下，故女脉在关下。

**反者，男得女脉，女得男脉也。其为病何如？然：男得女脉，为不足。病在内，左得之，病则在左。右得之，病则在右。随脉言之也，女得男脉，为太过。病在四肢，左得之，病则在左。右得之，病则在右。随脉言之，此之谓也。**

〔杨〕男得女脉，为阴气盛。阴主内，故病在内。女得男脉，为阳气盛。主四肢，故病在四肢也。

**二十难曰：经言，脉有伏匿。伏匿于何脏，而言伏匿耶？然：谓阴阳更相乘，更相伏也。脉居阴部，而反阳脉见者，为阳乘阴也。脉虽时沉涩而短，此谓阳中伏阴也。脉居阳部，而反阴脉见者，为阴乘阳也。脉虽时浮滑而长，此谓阴中伏阳也。**

〔杨〕阳乘阴，尺中已浮滑而长。又时时沉涩而短，故曰阳中伏阴也。寸关已沉短而涩，涩而时时浮滑而长，故曰阴中伏阳也。

〔丁〕其部，非独言寸为阳尺为阴也。若以前后言之，即寸为阳部，尺为阴部。若以上下言之，曰肌肉上为阳部，肌肉下为阴部。

〔滑〕居，犹在也，当也。乘，犹乘车之乘，出于其上也。伏，犹伏兵之伏，隐于其中也。匿，藏也。

〔徐〕引经言无考。伏匿，谓不见于本位，反藏于他部，而见其脉也。

**重阳者狂，重阴者癫。脱阳者见鬼，脱阴者目盲。**

〔虞〕寸口曰阳，又今重见阳脉三倍以上，故曰重阳。其病狂惑，自高贤智，登高而歌，弃衣而走，骂詈不避亲疏，故曰狂。尺中曰阴，而尺脉重见阴，故曰重阴。其为病也，名曰癫疾。谓僵仆于地，闭目不醒，阴极阳复，良久却醒，故曰癫也。今天吊之类，是也。

〔徐〕此又因阴阳之伏匿，而极言之。重阴重阳，言不止伏匿。阴皆变为阳，阳皆变为阴也。脱阳脱阴者，此又因重阳重阴而及之。鬼属阴，阳既脱，则纯乎阴，故见鬼。目得血而能视，阴既脱，则血不营于目，故曰盲。此则重阴重阳之反也。

按：本义，为五十九难之错文。然《脉经》文亦如是，则徐说为得。

二十一难曰：经言，人形病脉不病，曰生。脉病形不病，曰死。何谓也？然：人形病脉不病，非有不病者也，谓息数不应脉数也，此大法。

〔周〕形体之中，觉见憔悴，精神昏愦，食不恬美。而脉得四时之从，无过不及之偏，是人病脉不病也。形体安和，而脉息乍小乍大，或至或损，弦紧浮滑沉涩刁不一，残贼冲和之气。是皆脉息不与形相应，乃脉病人不病也。仲景云：人病脉不病，名曰内虚。以无谷气神，虽困无苦，脉病人不病，名曰行尸。以无王气，卒眩仆不识人，短命则死。

〔谢〕按本经答文，词意不属，似有脱误。

二十二难曰：经言，脉有是动，有所生病，一脉辄变为二病者，何也？然：经言是动者，气也。所生病者，血也。邪在气，气为是动。邪在血，血为所生病。气主呴之，血主濡之。气留而不行者，为气先病也。血壅而不濡者，为血后病也。故先为是动，后所生病也。

〔虞〕气病传血，此乃一脉变为二病。脉动反常，邪在气，气受邪，传之与血，故血为所生病。呴之，气流行之貌也。濡者，濡润之貌。言人身所禀者，气血也。气血通行，沮润人身，其为病也若此。

〔丁〕气主呴之，呴呴，谓吹嘘往来之象。人一身经脉通行，气血或居，一经脉中，气留不行。故血壅不濡，其气先病，名曰是动。血壅不濡，后病，名曰所生，此是一脉辄变为二病也。

〔滑〕气主呴之，谓气煦嘘然来，熏蒸于皮肤分肉也。血主濡之，谓血濡润筋骨。滑利关节，荣养脏腑也。此脉字，非尺寸之脉，乃十二经隧之脉也。此谓十二经隧之脉，每脉中辄有二病者，盖以有在气在血之分也。

〔徐〕此亦非经之全文，乃约经语，以成文者也。是动所生病，见《灵枢·经脉》篇。是动诸病，乃本经之病。所生之病，则以类推，而旁及他经者，经文并无气血分属之说。

**按**：自一难至此，论脉，是为第一篇。

**二十三难曰：手足三阴三阳，脉之度数，可晓以不？然：手三阳之脉，从手至头，长五尺，五六合三丈。手三阴之脉，从手至胸中，长三尺五寸，三六一丈八尺，五六三尺，合二丈一尺。足三阳之脉：从足至头，长八尺，六八四丈八尺。足三阴之脉，从足至胸，长六尺五寸，六六三丈六尺，五六三尺，合三丈九尺。人两足跷脉，从足至目，长七尺五寸，二七一丈四尺，二五一尺，合一丈五尺。督脉、任脉，各长四尺五寸，二四八尺，二五一尺，合九尺。凡脉长一十六丈二尺。此所谓十二经脉长短之数也。**

〔杨〕一手有三阳，两手合为六阳，故曰五六合三丈也。两手各有三阴，合为六阴，故曰三六一丈八尺。两足各有三阳，故曰六八四丈八尺。按此脉度数七尺五寸。中人之形，而云长八尺，理则难解。然足之六阳，从足指而向上行，由其纡曲，故曰八尺也。两足各有三阴，故曰六六三丈六尺也。按足太阴少阴，皆至舌下。足厥阴至于顶上，今言至胸中者，盖据其相接之次也。督脉起于脊里，上于头，下于面，至口齿缝，计则不止长四尺五寸。今言四尺五寸者，当取上极于风府，而言之也。

〔虞〕人有阴跷阳跷二脉，两足合四脉。阳跷者，起于跟中，循外踝，上行入风池。阴跷者，亦起于跟中，乃是足少阴之别络也。自然骨之后，上内踝之上，上出人迎之前，入俯内廉，属目内眦。合太阳脉，长七尺五寸，两行合一丈五尺。准此推之，至目者，是两足阴跷脉也。

〔滑〕此《灵枢》廿七篇全文，三阴三阳，《灵枢》皆作六阴六阳，义尤明白。

〔徐〕《灵枢·脉度篇》，论跷脉起止。专指阴跷言，而不及阳跷。则其长短之数，乃阴跷之数也。

**按**：自二十三难，至二十九难，论经络，是为第二篇。

**经脉十二，络脉十五，何始何穷也？然：经脉者，行血气通阴阳，以荣于身者也。其始从中焦，注手太阴阳明，阳明注足阳明太阴，太阴注手少阴太阳，太阳注足太阳少阴，少阴注手心主少阳，少阳注足少阳厥阴，厥阴复还注手太阴。别络十五，皆因其原，如环无端，转**

相溉灌，朝于寸口人迎。以处百病，而决死生也。

〔滑〕因者，随也。原者，如也。朝，犹朝会之朝。以，用也。因上文经脉之尺度，而推言经络之行度也。直行者谓之经，旁出者谓之络。十二经，有十二络。兼阳络阴络、脾之大络，为十五络也。谢氏云：始从中焦者，盖谓饮食入口，藏于胃。其精微之化，注手太阴阳明，以次相传，至足厥阴，厥阴复还注手太阴也。寸口人迎，古法以侠喉两旁动脉，为人迎。至晋王叔和，直以左手关前一分为人迎，右手关前一分为气口。后世宗之，愚谓昔人所以取人迎气口者，盖人迎为足阳明胃经，受谷气而养五脏者也。气口为手太阴肺经，朝百脉而平权衡者也。

〔徐〕脉所注为原。《灵枢·九针十二原》篇云：原者，五脏之所以禀三百六十五节气味也。

按：《灵枢·经脉》篇曰：经脉者，所以能决死生、处百病、调虚实，不可不通。经释，以处为揆度。未妥，盖处者，处分之谓也。大戴礼，《诸侯迁庙篇》曰：听其声，处其气，考其所为，观其所由。义与此同。荣，古与营通，即营周之义也。

034

经曰：明知终始，阴阳定矣。何谓也？然：终始者，脉之纪也。寸口人迎，阴阳之气，通于朝使，如环无端，故曰始也。终者，三阴三阳之脉绝。绝则死，死各有形，故曰终也。

〔滑〕谢氏曰：《灵枢》第九篇云，凡刺之道，毕于终始。明知终始，五脏为纪，阴阳定矣。又曰：不病者，脉口人迎，应四时也。少气者，脉口人迎俱少，而不称尺寸也。此一节，因上文寸口人迎，处百病决死生。而推言之，谓欲晓知终始，于阴阳为能定之。盖以阳经取决于人迎，阴经取决于气口也。朝使者，朝，谓气血如水潮应时而灌溉。使，谓阴阳相为用也。始，如生物之始。终，如生物之穷。欲知生死，脉以候之。阴阳之气，通于朝使，如环无端，则不病。一或不相朝使，则病矣。况三阴三阳之脉绝乎？绝必死矣。其死之形状，则具如下篇。

按：经释曰：《灵枢·终始》篇云，终始者，经脉为纪。此终始，盖指十二经之所起止也。非谓气行为始，脉绝为终也。其终始篇篇末，亦载十二经脉绝病形。岂因此遂误以终始之终，为即此终耶。

二十四难曰：手足三阴三阳气已绝，何以为候？可知其吉凶不？
然：足少阴气绝，即骨枯。少阴者，冬脉也，伏行而温于骨髓。故骨髓不温，即肉不著骨。骨肉不相亲，即肉濡而却。肉濡而却，故齿长而枯。发无润泽者，骨先死，戊日笃己日死。《素问·诊要经终论》新校正曰：详王注云，骨不软，骨硬。《难经》及《甲乙经》云：骨不濡，则肉弗能著，当作骨不濡。《灵枢·经脉》篇，亦作濡。本义，泽下，长有无润泽三字。按下文例，骨髓不温，当作脉不温。

〔杨〕足少阴，肾脉也。肾主冬，故云冬脉也。肾主内荣骨髓，故云伏行而温于骨髓也。却，结缩也。谓齿龈之肉结缩，而故齿渐长而枯燥，色不泽也。肾为津液之主，今无津液，故使发不润焉。戊己土也，肾水也。土克水，故云戊日笃己日死也。

〔滑〕此下六节，与《灵枢》第十篇文，皆大同小异。濡，读为软。

〔徐〕却，退缩也。

按：温，即温养之谓。濡，古软字。见于《素问·玉机真脏论》新校正。却，杨为结缩。义与软字相乖。

足太阴气绝，则脉不荣其口唇。口唇者，肌肉之本也。脉不荣，则肌肉不滑泽。肌肉不滑泽，则肉满，肉满则唇反，唇反则肉先死。甲日笃乙日死。

〔滑〕脾其华在唇四白，其充在肌，脾绝则肉满唇反也。肉满，谓肌肉不滑泽，而紧急瘨膹也。

足厥阴气绝，即筋缩引卵与舌。厥阴者，肝脉也。肝者，筋之合也。筋者，聚于阴器，而络于舌本。故脉不营，则筋缩急。筋缩急，即引卵与舌。故舌卷卵缩，此筋先死。庚日笃辛日死。舌厥之间，旧剩卷字，据《甲乙经》删。

按：《素问·热论》曰：厥阴脉循阴器，而络于肝。次注：凡虚中而受物者，皆谓之器。其于礼外，则谓阴囊。其于身中所司，则谓膀胱矣。

手太阴气绝，即皮毛焦。太阴者，肺也，行气温于皮毛者也。气弗荣，则皮毛焦。皮毛焦，则津液去。津液去，即皮节伤。皮节伤，则皮枯毛折。毛折者，则毛先死。丙日笃丁日死。

〔滑〕肺者，气之本。其华在毛，其充在皮。肺绝则皮毛焦。而津液去，皮节伤，以诸液皆会于节也。

**手少阴气绝，则脉不通。少阴者，心脉也。心者，脉之合也。脉不通，则血不流。血不流则色泽去。故面黑如梨，此血先死。壬日笃癸日死。**旧脱少阴者，心脉也。心者，脉之合也。十二字。今据《脉经》所引《灵枢》补之。本义，《甲乙经》。梨，作鬓。

〔杨〕《经》云：手三阴，今此推释太阴少阴，而心主一经不言之。何也？然心主者，心包络之脉也。少阴者，心脉也。二经同候于心，故言少阴绝，则心主亦绝。其诊既同，故不别解也。本经云面黑如漆柴，此云如梨。漆柴者，恒山苗也。其草色黄黑无润泽，故以为喻。梨者，人所食之果也，亦取其黄黑焉。言人即无血则色黄黑。似此二物，无光华也。

**按：**《方言》曰：老，燕代之北鄙，曰梨。郭璞注：言面色如冻梨，尔雅正义。孙炎云：耇，面如冻梨，色如浮垢。是杨注所本。丁注曰：梨字当作鬓，误。考诸本草，恒山苗，未载漆柴名，不知何据。

**三阴气俱绝者，则目眩转，目瞑。目瞑者，为失志。失志者，则志先死。死即目瞑也。**

〔杨〕三阴者，是手足三阴脉也，此五脏之脉也。五脏者，人之根本也。故三阴俱绝，则目瞑。瞑，闭也。

〔虞〕人之五志，皆属于阴。今三阴已绝，五脏皆失其志。故无喜怒忧思恐。五志俱亡，故曰失志也。

**按：**眩转之眩，当是系讹。盖眩，或作玄。因讹系为玄，再转从目也。《灵枢·经脉》篇曰：五阴气俱绝，则目系转，转则目运。又《大惑论》曰：五脏六腑之精气，皆上注于目。又曰：脑转则引目系急。目系急，则目眩以转矣。再按辨正条例曰：注义，目眩为失志，今从之。补注，作目瞑，据此，似旧作目系转目眩。

**六阳气俱绝者，则阴与阳相离。阴阳相离，则腠理泄，绝汗乃出。大如贯珠，转出不流，即气先死。旦占夕死，夕占旦死。**

〔丁〕六阳者，是手足三阳也。

〔杨〕阴与阳相离者，阴阳隔绝，不相朝使也。腠理泄者，阳气已下，毛孔皆开，所以然也。绝汗者，乃汗出如珠。言身体汗出著肉，如缀珠而不流散，故曰贯珠也。

**按：**古亦诊候之义。《庄子·人间世》曰：匠石觉而诊其梦。《释文》司马彪云：诊，占梦也。

二十五难曰：有十二经，五脏六腑十一耳。其一经者，何等经也？然：一经者，手少阴与心主别脉也。心主与三焦为表里，俱有名而无形，故言经有十二也。

〔杨〕手少阴，真心脉也。手心主，心包络脉也。二脉俱是心脉。而少阴与少阳合，心主与三焦脉合。三焦者，有位而无形。心主有名而无脏，故二经为表里也。五脏六腑，各一脉，为十一脉。心有两脉，合成十二经焉。据此而言，六腑亦止五腑耳。

二十六难曰：经有十二络有十五。余三络者，是何等络也？然：有阳络，有阴络，有脾之大络。阳络者，阳跷之络也。阴络者，阴跷之络也。有络有十五焉。

〔杨〕十二经，各有一络，为十二络耳。今云十五络者，有阴阳之二经，脾之大络，合为十五络也。

**按：**阴阳二跷，见于二十八堆。《灵枢·经脉》篇曰：脾之大络，名曰大包。出渊腋下三寸，布胸胁。

二十七难曰：脉有奇经八脉者，不拘于十二经。何谓也？然：有阳维，有阴维。有阳跷，有阴跷。有冲，有督，有任，有带之脉。凡此八脉者，皆不拘于经，故曰奇经八脉也。经有十二，络有十五。凡二十七气，相随上下，何独不拘于经也。然：圣人图设沟渠，通利水道，以备不然。天雨降下，沟渠溢满。当此之时，霶霈妄行，圣人不能复图也。此络脉满溢诸经，不能复拘也。《脉经》，不然，作不虞。当此之时，在于圣人上。

〔虞〕奇，音基也。奇，斜也，零也，不偶之义。谓此八脉，不系正经阴阳，无表里配合，别道奇行，故曰奇经也。所以经言八脉不拘于经，以此可验矣。杨氏言奇异之义，非也。

〔滑〕奇经者，络脉之满溢，而为之者欤？或曰，此络脉三字，越人正指奇经而言也。既不拘于经，直谓之络脉，亦可也。此篇两节，举八脉之名，及所以为奇经之义。

〔徐〕言血脉充盛，十二经不足以容之。则溢出而为奇经，故奇经为十二经之别脉也。

**按：**《说文》曰：图，画计难也，从口从啚。啚，难意也。徐锴云：规画之也。沟，水渎广四尺，深四尺，从水冓声。渠，水所居，从水榘省声。滂，滂沛也，从水旁声。徐铉等云：今俗作霶霈，非是。

**二十八难曰：其奇经八脉者，既不拘于十二经，皆何起何继也？然：督脉者，起于下极之俞。并于脊里，上至风府，入属于脑。**《脉经》，继，作系。

〔吕〕督脉者，阳脉之海也。

〔杨〕下极者，长强也。

〔徐〕继，续也。

**按：**《灵枢·经脉》篇曰：督脉之别，名曰长强。挟膂上项，散头上，下当肩胛。左右别走太阳，入贯膂。《脉经》曰：冲脉者，阴脉之海也。督脉者，阳脉之海也。又其叙八脉，与本经不同，始载二维。次跷脉，次冲脉，次督脉，次任脉。次带脉也。照之下文叙奇经之病，其次相同。且其所记，任冲二脉之起行，亦与本经不同，反合于下文吕注。《甲乙经》，属于脑下。又云：上巅循额，至鼻柱，阳脉之海也。杨注以督为都纲之义，非。先子曰：督，古与裻通。其脉循脊上行，故以背缝名之。晋语曰：衣之偏裻之衣。注：裻在中，左右异，故云偏。庄子《养生主》论曰：缘督以为经，释文。李颐云：督，中也。《说文》曰：裻，新衣声。一曰背缝，从衣叔声。《甲乙经》曰：风府，在项上一寸大筋内。长强，在脊骶端。

**任脉者，起子中极之下。以上毛际，循腹里，上关元，至咽喉。**《甲乙经》，作中极之上。《脉经》，作任脉者，起于胞门子户，夹脐上行，至胸中。注：一云，任脉者，起于中极之下，以上毛际，循腹里，上关元，至咽喉。

〔丁〕中极者，穴名也。在脐下四寸，其中极之下者，曲骨穴也。

**按：**先子曰：任，与衽通。其循腹里上行，犹衽之在于腹前也。《说文》曰：衽，衣襟也，从衣壬声。又曰：襟，交衽也，从衣金声。杨注：任者，妊也。此为人之生养之本，误。《甲乙经》曰：关元，在脐下三寸。王冰《素问·骨空论》注曰：言中极之下者，言从少腹之内上行。而外出于毛际而上，非谓本起于此也。何以言之？《针经》云：冲脉者，十二经之海，与少阴之络。起于肾下，出于气街。又云：冲脉任脉者，皆起于胞中，上循脊里，为经络之海。由此言之，则任脉冲脉，从少腹之内上行，至中极之下，气街之内。明矣。

**冲脉者，起于气冲，并足阳明之经，夹齐上行，至胸中而散也。《脉经》：冲脉者，起于关元，循腹里，直上至咽喉中。注：一云冲脉者，起于气冲，并阳明之经，夹脐上行，至胸中而散。**

〔杨〕经云：冲脉者，十二经之海也。如此则不独为阴脉之海，恐吕氏误矣。冲者，通也。言此脉，下至于足，上至于头，通受十二经之气血，故曰冲焉。此奇经之三脉也。

〔虞〕《素问》云：冲脉起于气街。《难经》云：起于气冲，又针经穴中，两存其名。冲，街之义也。《素问》云：并足少阴之经。《难经》言：并足阳明之经。况少阴之经，夹脐左右各五分。阳明之经，夹脐左右各二寸。气冲又是阳明脉气所发。如此推之，则冲脉自气冲起，在阳明少阴二经之内，其理明矣。大体督脉、任脉、冲脉，此三脉，皆自会阴穴，会合而起。二脉分为三岐，行于阴阳，部分不同，故名各异也。

按：《灵枢·逆顺肥瘦》篇曰：五脏六腑之海也，五脏六腑皆禀焉。杨注规吕称阴脉之海，是。而其以冲为通，未尽。《说文》曰：冲，通道也，从行童声。《春秋》云：及衙以戈击之。又曰：街，四通道也，从行圭声。虞注：冲，街之义，此说为妥。盖此脉为十二经之所注，犹四通之路也。《甲乙经》曰：气冲，在归来下。鼠溪上一寸，动脉应手。

**带脉者，起于季胁，回身一周。《脉经》：胁，作肋。**

〔杨〕带之为言，束也。言总束诸脉，使得调柔也。季胁，在肋下。下接于髋骨之间，是也。回，绕也。绕身一周，犹如束带。

按：《说文》曰：带，绅也。男子鞶革，妇人鞶丝。象系佩之形，佩必有巾，从巾。

**阳跷脉者，起于跟中，循外踝，上行入风池。阴跷脉者，亦起于跟中，循内踝，上行至咽喉，交贯冲脉。《甲乙经》：至，作入。**

〔丁〕阳跷脉，起于跟中。循外踝者，中冲穴也。上入风池穴者，顶后发际陷中，是奇经之五脉也。阴跷脉，亦起跟中，循内踝者，照海穴也。上行至咽喉，交贯冲脉，其又至目下承泣穴，是阴跷脉始终也，是奇经之六脉也。

按：先子曰：跷，与跻通。《史记·孟尝君传》曰：冯驩闻孟尝君好客，蹑跻而见之。索隐，跻，音脚，字亦作跷。又《虞卿传》曰：蹑跷担簦。徐广注：跷，草履也。盖跷脉起于跟中，故义取于此。或曰：跷即𦆄之义。《说文》曰：𦆄，绔纽也，从糸乔声。绔，胫衣也，从糸夸声，此说亦通。杨注：跷，捷疾也。是人行走之机要，动足之所由，误矢。《甲乙经》曰：风池住颞颥后，发际陷者中。

阳维阴维者，维络于身，溢蓄不能环流灌溉诸经者也。故阳维，起于诸阳会也。阴维，起于诸阴交也。比于圣人图设沟渠，满溢流于深湖，故圣人不能拘通也。而人脉隆盛入于八脉，而不环周。故十二经，亦不能拘之。其受邪气，蓄则肿热，砭射之也。《脉经》：阳维起于诸阳会也二句，在于阳维阴维者上，无故字，又无比于以下五十三字。作此八者不系于十二经，故曰奇经八脉者也，十八字。《甲乙经》，无诸经者也四字。经释，灌溉，作灌溢。

〔杨〕维者，维持之义也。此脉为诸脉之纲维，故曰维脉也。此有阴阳二脉，为奇经八脉也。

〔虞〕十二经隆盛，入于八脉，而不环周。邪在八脉，肿热蓄积，故以砭石射刺之，故曰砭射之也。

〔纪〕阳维者，维络于阳之脉。阴维者，维络于阴之脉。所以阴阳能相维者，经血满足，通达四旁，能维络于诸经也。

〔徐〕按二维之脉，经无明文，其起止盖不可考。不环周，言不复归于十二经也。

按：《素问·刺腰痛论》曰：阳维之脉，令人腰痛，痛上怫然肿。刺阳维之脉，脉与太阳合腨下间，去地一尺所。次注：太阳所生，与正经并行，而上至腨下，复与太阳合而上也。又曰：飞阳之脉，令人腰痛，痛上怫怫然，甚则悲以恐。次注：是阴维之脉也。又曰：刺飞阳之脉，在内踝上五寸，少阴之前，与阴维之会。次注：阴维之会，以三脉在此穴位也。是经文二维之称，他无所见。而其所会之穴，见于《甲乙经》。《说文》曰：湖，大

陂也，从水胡声。扬州浸有五湖浸，川泽所仰以灌溉也。拘通，言不能拘止
其所流通也。本义曰：溢蓄不能环流灌溉诸经者也十二字，当在十二经亦不
能拘之之下。则于此无所间，而于彼得相从矣。《经释》曰：维络于身之下，
必有缺文。后人误以此二句，移入此处，故难通也。考《脉经》《甲乙经》，
并与经文同。则滑徐说：难以信据，而《脉经》以二经所起二句，冠于阳维
阴维者上，殊觉文顺。本义又曰：其受邪气畜云十二字，谢氏以为于本文上
下，当有缺文。然《脉经》无此，疑衍文也。或云：当在三十七难，关格不
得尽其命而死矣之下，因邪在六腑而言也。此说似有理，然据虞注：其义亦
乜。《经释》曰：奇经之脉，不能环周。故邪气无从而出，惟以砭石以射之。
则邪气因血以泄，病乃已也，此说最为妥善。

**二十九难曰：奇经之为病，何如？然：阳维维于阳，阴维维于阴。
阴阳不能自相维，则怅然失志，溶溶不能自收持。阳维为病，苦寒热。
阴维为病，苦心痛。** 阳维为病云十四字，旧在于带之为病后，今据《脉经》。谢注：本义，
移于此。《脉经》：溶溶，作容容。《甲乙经》：则怅然云十二字，作为病腰腹纵容如囊水之状。注：
一云，腹满腰溶溶，如坐水中状。

〔吕〕怅然者，其人惊，惊即维脉缓，故令人身不能收持。惊则失志，
善忘恍惚也。阳为卫，故寒热。阴为荣，荣为血，血者心，故心痛也。

〔丁〕溶溶者，缓慢所以不能收持也。

〔滑〕溶溶，无力貌。

〔徐〕溶溶，浮荡之貌。

**按：** 《说文》曰；溶，水盛也，从水容声。是与经旨不符，故举三说。
《说文》又曰：怅，望恨也，从心长声。

**阴跷为病，阳缓而阴急。阳跷为病，阴缓而阳急。**

〔滑〕两跷脉病，在阳则阳结急，在阴则阴结急。受病者急，不病者自
和缓也。

**按：** 《内经》，载八脉病证。经释详举之，今不赘。

**冲之为病，逆气而里急。督之为病，脊强而厥。任之为病，其内苦
结男子为七疝。女子为瘕聚，带之为病。腹满腰溶溶，若坐水中。此
奇经八脉之为病也。**

〔吕〕冲脉，从关元上至咽喉。故其为病，逆气而里急。督脉在脊，病则其脉急，故令其脊强也。任脉起于胞门子户，故其脉结为七疝瘕聚之病。带脉者，回带人之身体。病则其腹缓，故令腰溶溶也。

〔丁〕逆气，腹逆也。里急，腹痛也。

〔虞〕瘕者，谓假于物形也。

〔徐〕溶溶如坐水中，宽慢不收，而谓寒也。

**按**：《诸病源候论·虚劳里急候》曰：虚劳则肾气不足，伤于冲脉。冲脉为阴脉之海，起于关元。关元穴在脐下，随腹上至咽喉。劳伤内损，故腹里拘急也。七疝，虞注，谓厥疝、盘疝、寒疝、癥疝、附疝、狼疝、气疝也。此称，《诸病源候论》所载，而《内经》有五脏风疝，及狐疝癀疝之七名。未知此所谓七疝否。

自二十三难至此，论经络，是为第二篇。

# 黄帝八十一难经疏证卷下

三十难曰：荣气之行，常与卫气相随不？然：经言，人受气于谷，谷入于胃，乃传于五脏六腑。五脏六腑，皆受于气。其清者为荣，浊者为卫。荣行脉中，卫行脉外，荣周不息，五十而复大会。阴阳相贯，如环之无端，故知荣卫相随也。

〔杨〕卫者，护也，此是人之慓悍之气，行于经脉之外。昼行于身，夜行于脏，卫护人身，故曰卫气。凡人阴阳二气，皆会于头手足，流转无穷。故曰：如环之无端也。

〔滑〕此篇，与《灵枢》第十八篇，岐伯之言同。但谷入于胃，乃传与五脏六腑。五脏六腑，皆受于气。《灵枢》：作谷入于胃，以传于肺。五脏六腑，皆以受气，为少殊尔。皆受于气之气，指水谷之气而言也。夫以用而言，则清气为荣者，浊中之清者也。浊气为卫者，清中之浊者也。以体而言，则清之用，不离乎浊之体。浊之用，不离乎清之体。故谓清气为荣，浊气为卫，亦可也。谓荣浊卫清，亦可也。纪氏亦云《素问》。荣者水谷之精气，则清。卫者水谷之悍气，则浊。精气入于脉中则浊，悍气行于脉外则清。或问，三十二难云：血为荣，气为卫，此则荣卫皆以气言者，何也？曰：经云，荣者水谷之精气，卫者水谷之悍气。又云：清气为荣，浊气为卫。盖统而言之。则荣卫皆水谷之气所为，故悉以气言可也。析而言之，则荣为血，而卫为气，固自有分。是故荣行脉中，卫行脉外。犹水泽之于川浍，风云之于太虚也。

按：自三十难，至四十七难。论脏腑，是为第三篇。荣，营同，环周之义也。《灵枢》，有五十营篇，释人气通行之数。又《营气篇》曰：营气之道，内谷为宝。谷入于胃，乃传之肺。流溢于中，市散于外，精专者行于经隧。常营无已，终而复始。又《营卫生会篇》，及此段，有荣周不息之语，其义并同。而查《说文》曰：营，市居也，从宫荧省声。据此与环周之意不叶。

盖营，古读如环。《韩非子·五蠹篇》曰：苍颉之作书也，自环者谓之私，背私者谓之公。《说文》，引韩非。作自营为厶，背上为厶。《汉书·地理志》曰：临菑，名营丘。故《齐诗》云：子之营，遭我罅嶩之间兮。颜师古注：齐国风营诗之辞也。《毛诗》作还，《齐诗》作营。是其音通则义相藉者，营卫之营，亦与环同义。《灵枢·脉度》篇曰：跷脉者，合于太阳阳跷而上行，气并相还，则为濡目。气不荣，则目不合。是还与环通荣互用，则又可以证焉。杨注：荣者荣华，营者经营，并乖经旨。《说文》曰：卫，宿卫也。从韦从市从行。行，列卫也。夫气之在外为护，谓之卫。在内周流，谓之营。《素问·痹论》曰：荣者，水谷之精气也。和调于五脏，洒陈于六腑，乃能入于脉也。故循脉上下，贯五脏络六腑也。卫者，水谷之悍气也。其气慓疾滑利，不能入于脉也。故循皮肤之中，分肉之间。熏于肓膜，散于胸腹。虞注，有清浊误写之说，不可从焉。

三十一难曰：三焦者，何禀何生？何始何终？其治常在何许？可晓以不？然：三焦者，水谷之道路，气之所终始也。上焦者，在心下下膈，在胃上口。主内而不出，其治在膻中，玉堂下一寸六分，直两乳间陷者，是。中焦者，在胃中脘，不上不下，主腐熟水谷，其治在脐傍。下焦者，当膀胱上口，主分别清浊，主出而不内，以传导也，其治在脐下一寸。故名曰三焦。其府在气街，一本曰冲。

〔杨〕自隔以上，名曰上焦。主出阳气，温于皮肤分肉之间，若雾露之溉焉。胃上口，穴在鸠尾下二寸五分也。自齐以上，名曰中焦。变化水谷之味，生血以营五脏六腑。及于身体，中脘，在鸠尾下四寸也。自齐以下，名曰下焦。齐下一寸，阴交穴也。主通利溲便，以时下而传，故曰出而不内也。气街者，气之道路也。三焦既是行气之主，故云府在气街。街，衢也。衢者，四达之道焉。一本曰冲，此非扁鹊之语，盖吕氏再录之言。别本有此言，于义不可用也。

〔虞〕中焦，其治在齐傍左右各一寸，乃足阳明胃脉所发。夹齐，乃天枢穴也。中焦主脾胃，故治在此经中，故曰齐傍也。三焦其府在气街，针经本名气冲。冲者通，与四达之义不殊，两存之可也。

〔纪〕三焦者，禀原气以资始，合胃气以资生，上达胸中而为用。往来通贯，宣布无穷，造化出内。作水谷之道路，为气之所终始也。《灵枢》经云：上焦如雾，中焦如沤，下焦如渎。且如上焦者，其气自下而上散于胸中，分布薰蒸于皮肤腠理，在胃上口，主内物而不令出。中焦者，其治在脐旁，其用在胃中脘。中脘者，乃十二经所起所会，阴阳肉完之处，故曰脘也。《素问》云：三焦者，为决渎之官。其府在气街者，乃原气所藏之处也。夫三焦者，焦字从火从隹，乃火之巢物也。火之性自下而上，今三焦始于原气，用于中脘，散于膻中，亦如火自下而上也。故《素问》云：饮入于胃，游溢精气，上输于脾，此指中焦也。脾胃散精，上归于肺，此指上焦也。通调水道，下输膀胱，此指下焦也。然脾肺膀胱，既为脏腑，而又谓三焦。人以是知之，盖内有所蕴，则曰玄府。气达于外，则曰三焦。名之为焦者，皆得火而发也。如此则见三焦上下，为水谷之道路，作气之终始也。证义云：人受水谷，皆纳于胃。谷气从胃，而纳于三焦。三焦始传于肺，而遍于十二经。则三焦之府在胃中，明矣。是不在气街也。天锡言：三焦为原气之别使。主发用气街之气，合水谷之气，而达于四旁，通十二经络。是府在气街也明矣。证义之言，不合本经之意。

〔滑〕治，犹司也。犹郡县治之治，谓三焦治所也。

〔徐〕膀胱上口，阑门也。清者入于膀胱，而为溺。浊者入于大肠，而为滓秽。府犹舍，藏聚之义也。

按：《白虎通》曰：三焦者，包络府也。水谷之道路，气之所终始也。故上焦若窍，中焦若编，下焦若渎。此段经文，原于《灵枢·营卫生会》篇，而与《素问·六节藏象论》，《灵枢·本脏》篇所言，有名有状之三焦。《素问·灵兰秘典论》，《灵枢·本输》篇所言。专指下焦气化之三焦。《灵枢·经脉》篇，三十八难所言。手少阳三焦经脉气所行之三焦，固自不同。盖所谓有名无状者，是也。《甲乙经》曰：玉堂，一名玉英。在紫宫下一寸六分陷者中，任脉气所发。膻中，一名元儿。在玉堂下一寸六分陷者中，任脉气所发。《说文》曰：脘，胃府也，从肉完声，读若患。前段举五脏六腑，禀水谷荣卫之气，而相资养，为论脏腑之首条。因及三焦之气，论其发用之理，以次之也。本义，以其府在气街句为衍，非，纪注辨之明晰。

**三十二难曰：五脏俱等，而心肺独在膈上者，何也？然：心者血，肺者气，血为荣。气为卫。相随上下，谓之荣卫，通行经络，营周于外。故令心肺在膈上也。** 五行大义，引八十一问，作五脏俱等，心肺独在膈上，何？对曰：心主气，肺主血，血行脉中，气行脉外，相随上下，故曰营卫。故令心肺在膈上也。

〔滑〕心荣肺卫，通行经络，营周于外，犹天道之运于上也。膈者，隔也。凡人心下有膈膜，与脊胁周回相著。所以遮隔浊气，不使上熏于心肺也。

〔徐〕《素问·五脏生成论》云：诸血者皆属于心，诸气者皆属于肺。盖营行脉中，故血为营。卫行脉外，故气为卫。

三十三难曰：肝青象木，肺白象金。肝得水而沉，木得水而浮，肺得水而浮，金得水而沉，其意何也？然：肝者，非为纯木也。乙角也，庚之柔。大言阴与阳，小言夫与妇。释其微阳，而吸其微阴之气。其意乐金，又行阴道多，故令得水而沉也。肺者，非为纯金也。辛商也，丙之柔。大言阴与阳，小言夫与妇。释其微阴，婚而就火，其意乐火，又行阳道多，故令肺得水而浮也。肺熟而复沉，肝熟而复浮者，何也？故知辛当归庚，乙当归甲也。

〔滑〕纪氏云：肝为阴中之阳。阴性尚多，不随于木，故得水而沉也。肺为阳中之阴。阳性尚多，不随于金，故得水而浮也。此乃言其大者耳。若言其小，则乙庚丙辛，夫妇之道也。及其熟而沉浮反者，各归所居，见其本性故也。陈氏云：肝属甲乙木，应角音而重浊。析而言之，则甲为木之阳，乙为木之阴。合而言之，则皆阳也。以其属少阳，而位于人身之阴分，故为阴中之阳。夫阳者必合阴，甲乙之阴阳，本自为配合，而乙与庚通。刚柔之道，乙乃释甲之微阳。而反乐金，故吸受庚金微阴之气，为之夫妇。木之性本浮，以其受金之气，而居阴道，故得水而沉也。及熟之，则所受金之气去。乙复归之甲，而木之本体，自然还浮也。肺属庚辛金，应商音而轻清。析而言之，则庚为金之阳，辛为金之阴。合而言之，则皆阴也。以其属太阴，而位于人身之阳分。故为阳中之阴。夫阴者必合阳，庚辛之阴阳，本自为配合。而辛与丙通，刚柔之道，辛乃合庚之微阴。而反乐夫火，故就丙火之阳，为之夫妇。金之性本沉，以其受火之气炎上，而居阳道。故得水而浮也。及熟之，则所受火之气乃去。辛复归之庚，而金之本体，自然还沉也。愚谓肝为阳，阴中之阳也。阴性尚多，故曰微阳。其居在下，行阴道也。肺为阴，阳中之阴也。阳性尚多，故曰微阴。其居在上，行阳道也。熟则无所乐，而反其本矣。何也？物熟而相交之气散也。

按：《白虎通》曰：木所以浮，金所以沉，何？子生于母之义。肝所以沉，肺所以浮，何？有知者尊具母也。又《五行大义》，引《白虎通》曰：甲木畏金，以乙妻庚，受庚之化。木法其本，直甲故浮。肝法其化，直乙故沉。庚金畏火，以辛妻丙，受丙之化，金法其本，直庚故沉。肺法其化，直辛故浮。今本《白虎通》，失载。

**三十四难曰：五脏各有声色臭味，可晓知以不？然：十变言，肝色青，其臭臊、其味酸、其声呼、其液泣。心色赤，其臭焦、其味苦、其声言、其液汗。脾色黄，其臭香、其味甘、其声歌、其液涎。肺色白，其臭腥、其味辛、其声哭、其液涕。肾色黑，其臭腐、其味咸、其声呻、其液唾。是五脏声色臭味也。**

〔滑〕此五脏之用也。声色臭味下，欠液字。肝色青臭臊，木化也。呼，出木也。味酸，曲直作酸也。液泣，通乎目也。心色赤臭焦，火化也。言，阳火也。味苦，炎上作苦也。液汗，心主血，汗为血之属也。脾色黄臭香，土化也。歌，缓土也。一云：脾神好乐，故其声主歌。味甘，稼穑作甘也。液涎，通于口也。肺色白臭腥，金化也。哭，惨金也。味辛，从革作辛也。液涕，通乎鼻也。肾色黑臭腐，水化也。呻，吟诵也，象水之声。味咸，润下作咸也。液唾，水之属也。四明陈氏云：肾位远，非伸之。则气不得及于息，故声之呻者，自肾出也。然肺主声、肝主色、心主臭、脾主味、肾主液。五脏错综，互相有之。

〔徐〕此又本五行而言也。十变未详，五脏之声。《灵枢·九针》篇、《素问·宣明五气篇》，俱云心噫、肺咳、肝语、脾吞、肾欠，而此则为呼言歌哭呻。则本之《素问·阴阳应象大论》，盖彼以病之所发言。此以情之所发言，其理一也。

**按：**《说文》曰：臊，豕膏臭也，从肉喿声。无声出涕，曰泣，从水立声。涎，慕欲口液也，从欠从水。《玉篇》曰：涎，或作㳄。又《说文》曰：涕，泣也，从水弟声。洟，鼻液也，从水夷声。据此，此段涕字，似当作洟。然《素问·宣明五气篇》曰：五脏化液，心为汗、肺为涕、肝为泪、脾为涎、肾为唾。又解《精微论》曰：髓者，骨之充也，故脑渗为涕。又曰：涕之与泣者，譬如人之兄弟。急则但死，生则俱生。是皆以涕为鼻液，则未必可改作也。

**五脏有七神，各何所藏耶？然：脏者，人之神气所舍藏也。肝藏魂、肺藏魄、心藏神、脾藏意与智、肾藏精与志也。**

〔杨〕肝心肺各一神，脾肾各二神，五脏合有七神。

按：《灵枢·本神篇》曰：生之来，谓之精。两精相搏，谓之神。随神往来者，谓之魂。并精而出入者，谓之魄。所以任物者，谓之心。心有所忆，谓之意。意之所存，谓之志。因虑而处物，谓之智。《说文》：魂，阳气也，从鬼云声。魄，阴神也，从鬼白声。昭公七年《左传》曰：子产云，人生始化白魄，既生魄阳曰魂。用物精多，则魂魄强。是以有精爽，至于神明。又二十五年《左传》曰：乐祁云，心之精爽，是谓魂魄。注：魄，形也。阳，神明也。正义云：初人之生也，始变化为形。形之神者，名之曰魂。魂魄，神灵之名。附形之灵为魄，附气之神为魂也。附形之灵者，谓初生之时，耳目心识，手足运动，啼呼为声，此则魄之灵也。附气之神者，谓精神性识。渐有所知，此则附气之神也。《五行大义》曰：《老子经》及《素问》云：心藏神者，神以神明照了为义。言心能明了万事，神是身之君，象火。肾藏精者，精灵睿知为称，亦是精智气。肾水智巧，故精藏焉。魂藏肝，魄藏肺者。魂既属天，天为阳。阳主善，尚左，居肝，在东方木位。魄既属地，地气为阴，阴主恶，尚右，故居肺，在西方金位。

三十五难曰：五脏各有所腑，皆相近，而心肺独去大肠小肠远者，何谓也？经言：心荣肺卫，通行阳气，故居在上。大肠小肠，传阴气而下，故居在下。所以相去而远也。又诸腑者，皆阳也，清净之处。今大肠小肠，胃与膀胱，皆受不净，其意何也？然：诸腑者谓是，非也。经言：小肠者，受盛之府也。大肠者，传泻行道之府也。胆者，清净之府也。胃者，水谷之府也。膀胱者，津液之府也。一府犹无两名，故知非也。

〔滑〕谓诸腑为清净之处者，其说非也。今大肠小肠，胃与膀胱，各有受任，则非阳之清净矣。各为五脏之腑，固不得而两名也。盖诸腑，体为阳，而用则阴。经所谓浊阴归六腑，是也。云诸腑皆阳，清净之处，唯胆足以当之耳。

〔徐〕通行阳气，即营卫之气。《灵·营卫生会》篇云：行阳二十五度，行阴二十五度，是也。阴气，浊气也，谓秽滓所归也。

按：诸腑者，谓是，非也。言清净之处，谓诸腑为皆是者，则非也。唯胆之一腑为尔耳。杨注谓是非者，言诸腑各别其所传化，此为是也。小肠为腑，此为非也，是殆为强解。《素问·金匮真言论》曰：言人身之脏腑中阴阳，则脏者为阴，腑者为阳。《灵枢·本输》篇曰：肺合大肠。大肠者，传道之府。

心合小肠。小肠者，受盛之府。肝合胆。胆者，中精之府。脾合胃。胃者，五谷之府。肾合膀胱。膀胱者，津液之府也。

**小肠者，心之府。大肠者，肺之府。胃者，脾之府。胆者，肝之府。膀胱者，肾之府。小肠，谓赤肠。大肠，谓白肠。胆者，谓青肠。胃者，谓黄肠。膀胱者，谓黑肠。下焦所治也。**

〔杨〕肠者，取其积贮熟治之义也，故以名之。

〔滑〕此以五脏之色，分别五腑，而皆以肠名之也。

〔徐〕《灵枢·营卫生会》篇云：水谷者，尝并居胃中，成糟粕，而俱下于大肠。而成下焦，渗而俱下，济泌别汁。循下焦，而渗入膀胱焉。故至府，皆下焦之气所治也。

按：本义曰：下焦所治一句，属膀胱，此说不可从。

**三十六难曰：脏各有一耳，肾独有两者，何也？然：肾两者，非皆肾也。其左者为肾，右者为命门。命门者，谓精神之所舍，原气之所系也。故男子以藏精，女子以系胞，故知肾有一也。**谓精神，旧作诸神精，今据三十九难改订。

〔滑〕肾之有两者，以左者为肾，右者为命门也。男子于此而藏精，受五脏六腑之精而藏之也。女子于此而系胞，是得精而能施化，胞则受胎之所也。原气，谓齐下肾间动气，人之生命，十二经之根本也。此篇言非皆肾也。三十九难亦言：左为肾，右为命门。而又云：其气与肾通，是肾之两者，其实则一尔。

〔徐〕《素》《灵》并无右肾为命门之说。《灵枢·根结》篇云：太阳根于至阴，结于命门。命门者，目也。《灵枢·卫气》篇亦云：命门者，目也。《素问·阴阳离合论》云：太阳根于至阴，结于命门。名曰阴中之阳，经文所云止此。

按：《五行大义》曰：八十一问云，脏各有一，肾独两者，何也？左者肾，右者命门。命门者，精神之所会也。问云：前解肾阴故双，今言左肾右命门，此岂不自乖张乎？答曰：命门与肾，名异形同。水脏则体质不殊，故双，主阴数为名。则左右两别，故各有所主。犹如三焦膀胱俱水府。不妨两号，此说实得经旨。《素问·上古天真论》曰：肾者主水，受五脏六腑之精而藏之。故五脏盛乃能泻，是男子所言藏精也。先子曰：女子系胞之胞，指子宫言焉。然《说文》曰：胞，儿生裹也，从肉从包。《汉书·外戚传》，颜师古注曰：胞，谓胎之衣也，即胞衣之义，非子宫也。唯《素问·五脏别论》曰：脑髓骨脉胆女子胞。此六者，地气之所生也。《气厥论》曰：胞移热于膀胱，则癃溺血。《灵枢·五音五味篇》曰：冲脉任脉，皆起于胞中云者，与此段同义。而古又与膆通，见于《灵枢·五味论》《史记·仓公传》。

**三十七难曰：五脏之气，于何发起？通于何许？可晓以不？然：五脏者，当上关于九窍也。故肺气通于鼻，鼻和则知香臭矣。肝气通于目，目和则知白黑矣。脾气通于口，口和则知谷味矣。心气通于舌，舌和则知五味矣。肾气通于耳，耳和则知五音矣。五脏不和，则九窍不通。六腑不和，则留结为痈。**

〔滑〕谢氏云：本篇问五脏之气，于何发起？通于何许？答文止言五脏通九窍之义，而不及五脏之发起，恐有缺文。愚按五脏发起，当如二十三难流注之义。上关九窍，《灵枢》作七窍者是。后二句，结上起下之辞，五藏阴也，阴不和则病于内。六府阳也，阳不和则病于外。

〔徐〕此段，乃《灵枢·脉度》篇全文，止易数字。经云：五脏常内关于上七窍也。

按：五行大义曰：五脏候在五官。口舌二管，共在一处。余不共者，口是脾候。脾，土也。舌是心候。心，火也。共处者，土寄治于火乡也。舌在口内者，火于五行不常见也。须之则有，不用则隐，如舌在口内。开口即见，闭口则藏。又心为身之主贵，故在内也。又曰：肝主目者，肝，木脏也。木是阳，东方显明之地。眼目亦光显照了，故通乎目。肾主耳者，肾，水脏。水，阴也，北方阴暗之地。耳能听声，声是阴微之象，故通乎耳。以鼻应肺者，鼻以空虚纳气，肺亦虚而受气故也。《素问·阴阳应象大论》曰：心主舌。又曰：在窍为舌。次注：舌所以司辨五味也。《金匮真言论》云：南方赤色，入通于心，开窍于耳，寻其为窍，则舌义便乖，以其主味，故云舌也。

**邪在六腑，则阳脉不和。阳脉不和，则气留之。气留之，则阳脉盛矣。邪在五脏，则阴脉不和。阴脉不和，则血留之。血留之，则阴脉盛矣。阴气太盛，则阳气不得相营也，故曰格。阳气太盛，则阴气不得相营也，故曰关。阴阳俱盛，不得相营也，故曰关格。关格者，不得尽其命而死矣。**

〔徐〕此篇自首至此，皆《灵枢·脉度》篇原文。而将关格二字，阴阳倒置。《脉度》篇云：阴气太盛，阳气不能营，故曰关。阳气太盛，阴气不能营，故曰格。《素问·六节藏象论》云：人迎四盛以上为格阳，寸口四盛以上为关阴。《灵枢·终始》篇云：人迎四盛，且大且数，名曰溢阳，溢阳为外格。脉口四盛，且大且数，名曰溢阴，溢阴为内关。经文并无以阴盛为格，阳盛为关者，不知传写之误，抑越人之易经文也。

经言：气独行于五脏，不营于六腑者，何也？然：气之所行也，如水之流不得息也。故阴脉营于五脏，阳脉营于六腑。如环之无端，莫知其纪，终而复始，其不覆溢。人气内温于脏腑，外濡于腠理。

〔滑〕此因上文营字之意，而推及之也。亦与《灵枢》十七篇文，大同小异。所谓气独行于五脏，不营于六腑者，非不营于六腑也。谓在阴经，则营于五脏，在阳经则营于六腑。脉气周流，如环无端，则无关格覆溢之患。而人之内得以温于脏腑，外得以濡于腠理矣。

三十八难曰：脏唯有五，腑独有六者，何也？然：所以腑有六者，谓三焦也，有原气之别焉。主持诸气，有名而无形，其经属手少阳，此外腑也，故言腑有六焉。

〔杨〕三焦无内者，惟有经脉，名手少阳，故曰外腑也。

〔滑〕三焦主持，为原气别使者，以原气赖其导引，潜行默运于一身之中，无或间断也。外府，指其经手少阳而言。盖三焦外有经，而内无形，故云。详见六十六难。

三十九难曰：经言，腑有五、脏有六者，何也？然：六腑者，正有五腑也。然：五脏亦有六脏者，谓肾有两脏也。其左为肾，右为命门。命门者，谓精神之所舍也。男子以藏精，女子以系胞，其气与肾通。故言脏有六也、腑有五者，何也？然：五脏各一腑，三焦亦是一腑。然不属于五脏，故言腑有五焉。

〔滑〕前篇言脏有五、腑有六。此言腑有五脏有六者，以肾之有两也。肾之两，虽有左右命门之分。其气相通，实皆肾而已。腑有五者，以三焦配合手心主也。合诸篇而观之，谓五脏五腑可也。五脏六腑亦可也，六脏六腑亦可也。

四十难曰：经言，肝主色、心主臭、脾主味、肺主声、肾主液。鼻者肺之候，而反知香臭。耳者肾之候，而反闻声。其意何也？然：肺者西方金也，金生于巳，巳者南方火也。火者心，心主臭，故令鼻知香臭。肾者北方水也，水生手申，申者西方金。金者肺，肺主声，故令耳闻声。

〔杨〕五行有相因成事，有常体成事者。至如肺肾二脏，相因成也。其余三脏，自成之也。

按：五行大义曰：五行非直性相杂，当方亦有杂义。南方丙丁巳午未，丙火也。丁中有杂水，巳中有生金，西方庚辛申酉戌，庚金也。辛中有杂火，申中有生水。

四十一难曰：肝独有两叶，以何应也？然：肝者东方木也，木者春也。万物始生，其尚幼小，意无所亲。去太阴尚近，离太阳不远。犹有两心，故有两叶，亦应木叶也。

〔杨〕肝者，据大叶言之，则是两叶也。若据小叶言之，则多叶矣。

〔徐〕何应，谓其义何所应也。下条云，肝有七叶，盖于两叶中细分之。左则三岐，右则四岐也。其尚幼小，言物皆生于春。其体皆幼，肝应乎其时，得万物初生之体，非谓春时肝始生也。《素问·金匮真言论》云：阳中之阳，心也。阴中之阴，肾也。阴中之阳，肝也。肾水太阴，为肝之母。心火太阳，为肝之子。肝为阴中之阳，居肾之上心之下，故曰尚近不远也。无亲，谓不专属也。两心或从乎阳，或从乎阴也。下文肝有七叶。左三叶奇数，从阳之义。右四叶偶数，从阴之义。然凡木之甲拆，皆两叶。此乃木之本体，故肝与之相应。

四十二难曰：人肠胃长短，受水谷多少，各几何？然：胃大一尺五寸，径五寸，长二尺六寸。横屈受水谷三斗五升，其中常留谷二斗，水一斗五升。小肠大二寸半，径八分，分之少半，长三丈二尺。受谷二斗四升，水六升三合，合之大半。回肠大四寸，径一寸半，长二丈一尺，受谷一斗，水七升半。广肠大八寸，径二寸半，长二尺八寸。受谷九升三合，八分合之一。故肠胃凡长五丈八尺四寸，合受水谷八斗七升六合八分合之一。此肠胃长短，受水谷之数也。

〔杨〕凡人食入于口，而聚于胃。故经云：胃者水谷之海。胃中谷熟，则传入小肠也。小肠受胃之谷，而传入于大肠。分谷三分，有二为大半，有一为少半。回肠者，大肠也。受小肠之谷，而传入于广肠焉。广肠者，直肠也。一名肛门。受大肠之谷而传出。

〔虞〕水谷自胃有三斗五升。传入小肠，则谷剩四斗。水少八升六合，合之少半，又传入大肠。水谷之数，比之在胃，各减一半。至此则水分入膀胱，谷传入肛门也。

〔徐〕大，言其四围。径，言其口之广。凡圆形者，径一则围三。故围大一尺五寸，则径五寸也。胃在腹中，其形盘曲而生，故曰横屈。按以围三径一之法约之。则大四寸者，径当一寸二分。分之少半，回肠云一寸半，疑误。又广肠大八。则不止二寸半。当得二寸六分，分之大半。下文云：径二寸大半为是，此疑误脱大字。广肠止云受谷，而不及水，义最精细。盖水谷入大肠之时，已别泌精液，入于膀胱。惟糟粕传入广肠，使从大便出，故不云受水多少也。凡总上受水谷之数。《灵枢·平人绝谷》篇云：九斗二升一合，合之大半，乃为合数。而此所云：与上文不符，或传写之误。

按：《史记·项羽本纪》曰：汉有天下大半。注：韦昭云，凡数三分有二为大半，一为少半。

肝重四斤四两，左三叶右四叶，凡七叶，主藏魂。心重十二两，中有七孔三毛，盛精汁三合，主藏神。脾重二斤三两，扁广三寸，长五寸，有散膏半斤，主裹血，温五脏，主藏意。肺重三斤三两，六叶两耳，凡八叶，主藏魄。肾有两枚，重一斤一两，主藏志。

〔徐〕散膏，津液之不凝者，裹血，谓统之使不散也。垂下为叶，旁出为耳。是肺共成八叶。

按：《说文》曰：铢，十分黍之重也，从金朱声。又曰：二十四铢为一两，从一网平分，网亦声。《汉书·律历志》曰：权者，铢两斤钧石也。所以称物平施，知轻重也。本起于黄钟之重，一龠容千二百黍，重十二铢，两之为两，二十四铢为两，十六两为斤。

胆在肝之短叶间，重三两三铢。盛精汁三合。胃重二斤二两，纡曲屈伸，长二尺六寸，大一尺五寸，径五寸。盛谷二斗，水一斗五升。小肠重二斤十四两，长三丈二尺，广二寸半，径八分，分之少半，左回叠积十六曲。盛谷二斗四升，水六升三合，合之大半。大肠重二斤十二两，长二丈一尺，广四寸，径一寸，当齐右回十六曲。盛谷一斗，水七升半。膀胱重九两二铢，纵广九寸。盛溺九升九合。

〔纪〕纡曲屈伸者，言其使物往而复有也。虽能屈留其物，而不得久停，复伸去之。故曰纡曲屈伸。

〔徐〕《灵枢·肠胃》篇云：回肠当脐，左环回周，叶积而下回运环。反十六曲，大四寸，径一寸寸之少半，其长短受盛。与经文俱同。水从大肠，渗入膀胱，则为溺。不与谷同居，故不曰水，而曰溺。

口广二寸半，唇至齿长九分。齿以后至会厌，深三寸半，大容五合。舌重十两，长七寸，广二寸半。咽门重十两，广二寸半，至胃长一尺六寸。喉咙重十二两，广二寸，长一尺二寸，九节。肛门重十二两，大八寸，径二寸大半，长二尺八寸。受谷九升三合，八分合之一。

〔杨〕咽，咽也，言可以咽物也。又谓之嗌，言气之流通厄要之处也，咽为胃之系也。故经云：咽主地气，喉咙，空虚也。言其中空虚，可以通气息焉。即肺之系也，呼吸之道路。故经云：喉主天气。肛，釭也。言其处似车釭形，故曰肛门。即广肠之门也，又名直肠。

**按**：《灵枢·忧恚无言》篇曰：咽喉者，水谷之道也。喉咙者，气之所以上下者也。会厌者，音声之户也。

四十三难曰：人不食饮七日而死者，何也？然：人胃中常有留谷二斗，水一斗五升。故平人日再至圊，一行二升半，日中五升，七日五七三斗五升，而水谷尽矣。故平人不食饮七日而死者，水谷津液俱尽，即死矣。

〔杨〕圊，厕也。

〔徐〕日中五升，《灵枢·平人绝谷》篇，作一日中五升。言一日之中，共去五升也。

**按**：先子曰：三斗五升，兼水谷而为言。然《汉书·食货志》曰：今一夫挟五口食，人月一石半，则知人一日食五升也。又后汉南蛮传曰：计人禀五升。注：古升小，故曰五升也。据此七日得三斗五升，则水饮不预焉。七日盖以阴阳五行之数论之耳，七日不食，岂有死者乎。

**四十四难曰：七冲门何在？然：唇为飞门，齿为户门，会厌为吸门，胃为贲门，太仓下口为幽门，大肠小肠会为阑门，下极为魄门。故曰七冲门也。**

〔杨〕会厌为吸门者，会厌为五脏音声之门户，故云会厌为吸门也。胃为贲门，贲者，膈也，胃气之所出也。胃出谷气以传肺，肺在膈上，故以胃为贲门也。太仓下口为幽门，太仓者，胃也。胃之下口，在齐上三寸，既幽隐之处，故曰幽门也。

〔丁〕齿为户门者，为关键开合，五谷由此摧废出入也。会厌为吸门者，咽喉为水谷下时，厌按呼吸也。大肠小肠会为阑门，会者，合也，大肠小肠合会之处。分阑水谷精血，各有所归，故曰阑门也。

〔滑〕会厌，谓咽嗌会合也。厌，犹掩也。谓当咽物时，合掩喉咙，不使食物误入，以阻其气之嘘吸出入也。

**按：** 冲门者，承上文谓水谷通行之门也。杨注以冲为通，是也。然言脏腑之气，通出之所，则未尽。本义曰：冲，冲要之冲，亦非经旨。唇为飞门者，飞，古与扉通。《素问·皮部论》曰：阳明之阳，名曰害蜚，是亦阖扉之义。《说文》曰：户，护也，半门曰户，象形。扉，户扇也，从户非声。盖齿为户门，则唇为之扇，故曰扉门。《灵枢·忧恚无言篇》曰：口唇者，音声之扇也。《诸病源候论》，作音声之扉。诸注，为飞动之义，未免傅会。胃为贲门者，杨注，贲者膈也，为是。膈，即防隔浊气之谓。贲亦与坟通，而义与隔同。《尔雅》曰：坟，大防也。注：谓堤也，可以证矣。《素问·缪刺论》曰：邪客于足少阴之络，令人善怒，气上走贲上。新校正云：是气上走鬲上也。《灵枢·经筋》篇曰：手太阴之筋，下络胸里，散贯贲合贲，下抵季胁。《脉要精微论》曰：尺，中附上，内以候鬲。次注：肝主贲。贲，鬲也。是亦以膈称贲也。或曰：既有防隔之义，不可又谓之门。曰：《汉书·沟洫志》，九河之名，有鬲津。颜师古云：鬲津，言其狭小可鬲以为津而度也。鬲，与隔同。据此贲门鬲津，其义相同。丁注曰：言若虎贲围绕之象。本义曰：物之所贲响也，与奔同，俱为强解。《灵枢·胀论》曰：胃者，太仓也。《说文》曰：仓，谷藏也。仓黄取而藏之，故谓之仓。大肠小肠会为阑门者，杨注，为遗失之义。考僧玄应一切经音义。引《通俗文》曰：纵出曰阑，是其所据。然不若丁注为确。《说文》曰：阑，门遮也，从门柬声，下极为魄门者。先子曰：谓槽粕之所出也。魄，古与粕通。《庄子·天道篇》曰：古人之糟魄已夫。《释文》云：司马彪云，烂食曰粕。一云：糟烂为魄，又作粕。《素问·五藏别论》曰：魄门亦为五脏使，水谷不得久藏。杨注曰。肛门，是肺气之所出也。肺脏使，故曰魄门。本义曰：魄门，亦取幽阴之义。经释曰：饮食至此，精华已去，止存形质，故曰魄门。即所谓鬼门也，此说并误。

**四十五难曰：经言八会者，何也？然：腑会太仓，脏会季胁，筋会阳陵泉，髓会绝骨，血会膈俞，骨会大杼，脉会太渊，气会三焦外一筋直两乳内也。热病在内者，取其会之气穴也。**

〔杨〕人脏腑筋骨髓血脉气。此八者，皆有会合之穴。若热病在于内，则于外取其所会之穴，以去其疾也。季胁，章门穴也。三焦外一筋直两乳内者，膻中穴也。

〔丁〕季胁，软肋之名。

〔滑〕太仓，一名中脘，在齐上四寸。六腑取禀于胃，故为腑会。季胁，章门穴也，在大横外直齐季肋端，为脾之募。五脏取禀于脾，故为脏会。足少阳之筋，结于膝外廉，阳陵泉也，在膝下一寸外廉陷中。又胆与肝为配，肝者筋之合，故为筋会。绝骨，一名阳辅。在足外踝上四寸，辅骨前，绝骨端。如前三分，诸髓皆属于骨，故为髓会。膈俞，在背第七椎下，去脊两旁各一寸半，足太阳脉气所发也。太阳多血，又血乃水之象，故为血会。太渊，在掌后陷中动脉，即所谓寸口者脉之大会也。四明陈氏曰：髓会绝骨，髓属于肾。肾主骨，于足少阳无所关。脑为髓海，脑有枕骨穴。则当会枕骨，绝骨误也。血会膈俞，血者心所统，肝所藏。膈俞在七椎下两旁，上则心俞，下则肝俞，故为血会。

〔徐〕绝骨属足少阳，即悬钟穴，在外踝上四寸。《灵枢·经脉》篇，论足少阳之脉云：是主骨，盖诸髓皆属于骨，故为绝骨。大杼属足太阳，在项后第一椎下，去脊旁一寸半。《灵枢·海论》云：冲脉为十二经之海，其输在于大杼。《动输》篇云：冲脉，与肾之大络，起于肾下。盖肾主骨，膀胱与肾合，故为骨会。三焦外，谓在焦膜之外。两乳内，谓两乳之中。任脉之所过，即膻中穴也。《灵枢·经脉》篇：手少阳之脉，是主气。又海论云：膻中者，为气之海，故为气会。

**按**：经释，以绝骨为悬钟，误。《辨正条例》曰：三焦，证以注文。穴在膻中，即上焦之分。所言三者，乃字之误，辨正作上。本义曰：谢氏云，三焦，当作上焦。此未为得，盖三焦直指上焦而言，若内经专称下焦为三焦矣。

四十六难曰：老人卧而不寐，少壮寐而不寤者，何也？然：经言，少壮者，血气盛，肌肉滑，气道通。荣卫之行，不失于常，故昼日精。夜不寤，老人血气衰，气肉不滑，荣卫之道涩，故昼日不能精，夜不得寐也。故知老人不得寐也。

〔杨〕卫气者，昼日行于阳，阳者身体也。夜行于阴，阴者腹内也。人目开，卫气出则寤，入则寐。少壮者，卫气行不失于常。故昼得安静，而夜得稳眠也。老者卫气出入，不得应时。故昼不得安静，夜不得寐也。精者，静也。静，安也。

按：《说文》曰：寐，卧也，从寝省，未声。寤，寐觉而有信曰寤，从寝省，五声。一曰：昼见而夜寝也。精字训静，未妥。精，目之明也。出于《荀子·解蔽篇》，用精惑也注。

四十七难曰：人面独能耐寒者，何也？然：人头者，诸阳之会也。诸阴脉皆至颈胸中而还。独诸阳脉，皆上至头耳。故令面耐寒也。

〔徐〕《灵枢·逆顺肥瘦》篇曰：手之三阴，从脏走手。手之三阳，从手走头。足之三阳，从头走足。足之三阴，从足走腹，此之谓也。按此章问答，亦本《灵枢·邪气脏腑病形》篇。经文云：十二经脉，三百六十五络，其血气皆上于面，而走空窍。又云：其皮厚其肉坚，故天热甚寒。不能胜之也。此改作诸阳经之气，皆上于头，盖本《逆顺肥瘦》篇义。移作此处注解，理极明，实与经文异致而同归也。

按：自三十难至此，论脏腑，是为第三篇。

四十八难曰：人有三虚三实，何谓也？然：有脉之虚实，有病之虚实，有诊之虚实也。脉之虚实者，濡者为虚，紧牢者为实。病之虚实者，出者为虚，入者为实。言者为虚，不言者为实。缓者为虚，急者为实。诊之虚实者，濡者为虚，牢者为实。痒者为虚，痛者为实。外痛内快，为外实内虚。内痛外快，为内实外虚。故曰虚实也。《脉经》：上文濡者，作脉来软者。无紧字。下文无"濡者为虚，牢者为实"八字。

〔杨〕脏气虚精气脱，故多言语也。脏气实邪气盛，故不欲言语也。濡者为虚，皮肤濡缓也。牢者为实，皮肉牢强也。痒者为虚，身体虚痒也。身形有痛处，皆为实。轻手按之则痛，为外实，病浅故也。重手按之则快，为内虚，病深故也。重手按之则痛，为内实，病深故也。轻乎按之则快，为外虚，病浅故也。凡人病，按之则痛者，皆为实。按之则快者，皆为虚也。

〔丁〕阴阳者，主其内外也。今阳不足，阴出乘之，在内俱阴，故知出者为虚也。阴不足，阴入乘之，在外俱阳，故知入者为实也。

〔滑〕濡者为虚，紧牢者为实，此脉之虚实也。出者为虚，是五脏自病，由内而之外，所谓内伤是也。入者为实，是五邪所伤，由外而之内，所谓外伤是也。不言者为实，以人之邪气内郁，故昏乱而不言也。诊，按也，候也。按其外而知之，非诊脉之诊也。濡者为虚，牢者为实。《脉经》无此二句，谢氏以为衍文。杨氏谓：按之皮肉柔濡者为虚，牢强者为实，然则有亦无害。外痛内快，为邪盛之在外。内痛外快，为邪盛之在内矣。

〔徐〕濡，柔弱软弱也。《伤寒论》云：诸濡亡血。又云：濡则卫气微，可见濡为气血两虚之候。弦劲曰紧，坚实曰牢。《素问·平人气象论》，脉盛而紧曰胀。《伤寒论》云：趺阳脉紧者，脾气强。又云：寒则牢坚，可见紧牢为邪气实之候。脉不止此二种，举此以类推也。缓，病来迟也，正气夺，而邪气微。则病渐深，急，病来骤也。正气未病，而邪气盛，则病疾速也。

**按**：自四十八难，至六十一难，论病，是为第四篇。

**四十九难曰：有正经自病，有五邪所伤。何以别之？然：经言，忧愁思虑则伤心，形寒饮冷则伤肺。恚怒气逆，上而不下，则伤肝。饮食劳倦，则伤脾。久坐湿地，强力入水，则伤肾。是正经之自病也。**

〔吕〕心为神，五脏之君，聪明才智，皆由心出。忧劳之甚，则伤其心，心伤神弱也。肺主皮毛，形寒者，皮毛寒也饮冷者，伤肺也。肺主受水浆，水浆不可冷饮，肺又恶寒，故曰伤也。肝与胆为脏腑，其气勇，故主怒，怒则伤也。饮食饱胃气满，脾络恒急，或走马跳跃，或以房劳，脉络裂，故伤脾也。久坐湿地，谓遭忧丧。强力者，谓举重引弩。入水者，谓复溺于水。或妇人经水未过，强合阴阳也。

〔虞〕久坐湿地，则外湿内感于肾。合之风寒，发为瘅病，强力过用，必致自伤也。《经脉别论》曰：持重远行，必伤于肾。《生气通天论》曰：因而强力，肾气乃伤，高骨乃坏。《经脉别论》云：度水跌仆，喘出于肾与骨也。

〔滑〕此与《灵枢》第四篇文，大同小异。但伤脾一节，作若醉入房，汗出当风，则不同尔。谢氏曰：饮食劳倦，自是二事。饱食得者，饥饱失时。劳倦者，劳形力，而致倦怠也。此本经自病者，病由内作，非外邪之干，所谓内伤者也。或曰：坐湿入水，亦从外得之也，何为正经自病。曰：此非天之六淫也。

**何为五邪？然：有中风、有伤暑、有饮食劳倦、有伤寒、有中湿。此之谓五邪。**

〔吕〕肝主风、心主暑、脾主劳倦、肺主寒、肾主湿，此五病从外来也。

〔虞〕正经自病，亦言饮食劳倦伤脾，今五邪亦言饮食劳倦。正经病，谓正经虚，又伤饮食。五邪病，谓食饮伤于脾，而致病也。

**假令心病，何以知中风得之？然：其色当赤，何以言之。肝主色，自入为青。入心为赤，入脾为黄，入肺为白，入肾为黑。肝为心邪，故知当赤色也。其病身热，胁下满痛，其脉浮大而弦。**

〔吕〕身热者心，满痛者肝，二脏之病证也。浮大者心，弦者肝，二脏脉见应也。

**按：**《辨正条例》曰：假令肝病，注义云，心病，按下文肝主色，及言自入、入心、入脾、入肺、入肾。皆主肝而言，则知非心病。又其文云：其病身热胁下满痛，皆肝病之证，则知注义之非。今从补注，与权此说反非。经释曰：自此以下五段，乃举心之受五邪为言，余四脏可类推也。

**何以知伤暑得之？然：当恶臭，何以言之。心主臭，自入为焦臭。入脾为香臭，入肝为臊臭，入肾为腐臭，入肺为腥臭，故知心病伤暑得之也。当恶臭，其病身热而烦。心痛，其脉浮大而散。**

〔吕〕心主暑，今伤暑，此正经自病，不中他邪。

〔徐〕臭字上，以下文推之，当有焦字。浮大，心之本脉。散，则浮大而空虚无神，心之病脉。

**何以知饮食劳倦得之？然：当喜苦味也。虚为不欲食，实为欲食，何以言之。脾主味，入肝为酸，入心为苦，入肺为辛，入肾为咸，自入为甘。故知脾邪入心，为喜苦味也。其病身热，而体重嗜卧。四肢**

不收，其脉浮大而缓。

〔吕〕心主伤热，脾主劳倦。今心病，以饮食劳倦得之，故知脾邪入心也。身热者，心也。体重者，脾也，此二脏病证也。浮大者，心脉。缓者，脾脉也。

〔徐〕虚则脾气不能化谷，实则尚能化谷，故有能食不能食之分。盖风寒暑湿，其气不殊，故无虚实之辨。

**按**：《本义》曰："虚为不欲食，实为欲食"二句，于上下文，无所发明，疑错文也。此说不是。

何以知伤寒得之？然：当谵言妄语，何以言之。肺主声，入肝为呼，入心为言，入脾为歌，入肾为呻，自入为哭。故知肺邪入心，为谵言妄语也。其病身热，洒洒恶寒，甚则喘咳，其脉浮大而涩。

〔吕〕身热者心，恶寒者肺，此二脏病证也。浮大者心脉，涩者肺脉也。

〔纪〕高承德疏云：呼者，长呼也。歌者，歌曲也。呻者，呻吹也。天锡言：《千金》云，肝实令人叫呼不已。王冰注：呼者，叫呼也。歌者，歌叹也。呻者，呻吟也。据高疏，恐未中理。

何以知中湿得之？然：当喜汗出不可止，何以言之。肾主液，入肝为泣，入心为汗，入脾为涎，入肺为涕，自入为唾。故知肾邪入心，为汗出不可止也。其病身热，而小腹痛。足胫寒而逆，其脉沉濡而大。此五邪之法也。液，旧作湿，今从周氏改。涎，旧作液，今从诸注本改之。

〔吕〕心主暑，肾主湿。今心病，以伤湿得之，故知肾邪入心也。身热者，心。小腹痛者，肾。肾邪干心，此二脏病证也。大者，心脉。沉濡者，肾脉也。

〔滑〕肾化五液，肾为心邪，故汗出不可止。

〔徐〕此以心一经为主病，而以各证，验其所从来，其义与十难诊脉法同。以一经为例，而余则准此推广，使其无所不贯。

五十难曰：病有虚邪、有实邪、有贼邪、有微邪、有正邪，何以别之？然：从后来者，为虚邪。从前来者，为实邪。从所不胜来者，为贼邪。从所胜来者，为微邪。自病者，为正邪。何以言之。假令心病，中风得之，为虚邪。伤暑得之，为正邪。饮食劳倦得之，为实邪。伤寒得之，为微邪。中湿得之，为贼邪。

〔吕〕心王之时，脉当洪大而长。反得弦小而急，是肝王毕，未传于心，夺心之王。是肝往乘心，故言从后来也。肝为心之母，母之乘子，是为虚邪也。心王得脾脉，心王毕当传脾，今心王未毕，是脾来逆夺其王，故言从前来也。脾者心之子，子之乘母，是为实邪。心王得肾脉，水胜火，故是为贼邪也。心王反得肺脉，火胜金，故为微邪也。心王之时，脉实强太过，反得虚微，为正邪也。心主暑，今心自病伤暑，故为正邪也。脾主劳倦，故为实邪。肺主寒，又畏心，故为微邪。肾主湿，水克火，故为贼邪。

〔徐〕后，谓生我者也。邪挟生气而来，则虽进而易退，故为虚邪。前，我生者。受我之气者，其力方旺，还而相克，其势必甚，故为实邪。按《素问·八正神明论》云：虚邪，八正之虚邪也。正邪者，身形用力，汗出腠理开，所中之风也。其所谓虚邪，乃虚风。乃太乙所居之宫，从其冲后来者，为虚风也。正风，汗出毛孔开，所受之风也。其详见《灵枢·九宫八风》篇，与此所云虚邪正邪各不同。然袭其名，而义自别，亦无妨也。

五十一难曰：病有欲得温者，有欲得寒者，有欲得见人者，有不欲得见人者，而各不同，病在何脏腑也？然：病欲得寒，而欲见人者，病在腑也。病欲得温，而不欲得见人者，病在脏也，何以言之。腑者阳也，阳病欲得寒，又欲见人。脏者阴也，阴病欲得温，又欲闭户独处，恶闻人声。故以别知脏腑之病也。

〔纪〕府为阳，阳病则热有余，而寒不足，故饮食衣服居处，皆欲就寒也。阳主动，而应乎外，故欲得见人。脏为阴，阴病则寒有余，而热不足，故饮食衣服居处，皆欲就温也。阴主静，而应乎内，故欲闭户独处，而恶闻人声也。

五十二难曰：腑脏发病，根本等不？然：不等也。其不等奈何？然：脏病者，止而不移，其病不离其处。腑病者，仿佛贲向，上下行，居处无常。故以此知脏腑根本不同也。

〔丁〕脏病为阴，阴主静，故止而不移。腑病为阳，阳主动，故上下行流，居处无常。

**按**：仿佛，与仿佛通。《说文》曰：仿，相似也，从人方声。佛，见不审也，从人弗声。文选，傅毅舞赋曰：仿佛神动。据此，仿佛，言腑病游移，不审其处也。贲向，即奔响。经释：为贲动有声，是。《灵枢·寿夭刚柔》篇曰：气痛时来时去，怫忾贲响。又百病始生篇曰：虚邪之中人也，传舍于肠胃。在肠胃之时，贲向腹胀，多寒则肠鸣。杨上善《太素·经邪传篇》注：贲向，虚起貌。

五十三难曰：经言，七传者死，间脏者生，何谓也？然：七传者，传其所胜也。间脏者，传其子也，何以言之。假令心病传肺、肺传肝、肝传脾、脾传肾、肾传心。一脏不再伤，故言七传者死也。间脏者，传其所生也。

〔吕〕七，当为次字之误也。此下有间字，即知上当为次。此盖次传其所胜藏，故其病死也。

**按**：虞注：反以吕为误，非。《素问·平人气象论》曰：脉反四时，及不间脏，曰难已。又标本病传论曰：诸病以次是相传者，皆有死期，不可刺。间一脏止，及至三四脏者，乃可刺也。

062

假令心病传脾、脾传肺、肺传肾、肾传肝、肝传心。是母子相传，竟而复始，如环之无端，故言生也。

〔吕〕间脏者，间其所胜脏，而相传也。心胜肺，脾间之。肝胜脾，心间之。脾胜肾，肺间之。肺胜肝，肾间之。肾胜心，肝间之。此谓传其所生也。

五十四难曰：脏病难治，腑病易治，何谓也？然：脏病所以难治者，传其所胜也。腑病易治者，传其子也。与七传间脏同法也。

〔滑〕脏病难治者，以传其所胜也。腑病易治者，以传其所生也。虽然，此特各举其一偏而言尔。若脏病传其所生，亦易治。腑病传其所胜，亦难治也。

五十五难曰：病有积有聚，何以别之？然：积者，阴气也。聚者，阳气也。故阴沉而伏，阳浮而动，气之所积，名曰积。气之所聚，名曰聚。故积者，五脏所生。聚者，六腑所成也。积者，阴气也。其始发有常处，其痛不离其部，上下有所终始，左右有所穷处。聚者，阳气也。其始发无根本，上下无所留止，其痛无常处，谓之聚。故以是别知积聚也。

〔滑〕积者，五脏所生，五脏属阴，阴主静。故其病沉伏，而不离其处。聚者，六腑所成，六腑属阳，阳主动，故其病浮动，而无所留止也。周仲立云：阴沉而伏，初亦未觉，渐以滋长，日积月累，是也。聚者，病之所在，与血气偶然邂逅，故无常处也。与五十二难意同。

**按**：《灵枢·百病始生》篇曰：积之始生，得寒乃生，厥乃成积也。又曰：虚邪之中人也，传舍于肠胃之外，募原之间，留着于脉，稽留而不去，息而成积。

五十六难曰：五脏之积，各有名乎，以何月何日得之？然：肝之积，名曰肥气。在左胁下，如覆杯，有头足。久不愈，令人发咳逆痎疟，连岁不已。以季夏戊己日得之，何以言之。肺病传于肝，肝当传脾。脾季夏适王，王者不受邪。肝复欲还肺，肺不肯受，故留结为积。故知肥气以季夏戊己日得之。

〔杨〕积，蓄也，言血脉不行，积蓄成病也。凡积者，五脏所生也。荣气常行，不失节度，谓之平人。平人者，不病也。一脏受病，则荣气壅塞，故病焉。然五脏受病者，则传其所胜。所胜适王，则不肯受传，既不肯受，则反传所胜。所胜复不为纳，于是则留结成积，渐以长大，病因成矣。肥气者，肥盛也，言肥气聚于左胁之下。如覆栌突出，如肉肥盛之状也，小儿多有此病。按前章有积有聚，此章唯出五积之名状，不言诸聚。聚者，六腑之病，亦相传行，还如五脏，以胜相加，故不重言，从省约也。积蓄，旧作积盖，今从本义改订。

〔滑〕咳逆，足厥阴之别，贯膈上注肺。肝病，故胸中咳而逆也。《内经》：五脏皆有疟，此在肝为风疟也。抑以疟为寒热病，多属少阳，肝与之为表里故云，左胁肝之部。

**按**：《灵枢·邪气脏腑病形》篇曰：肝脉微急，为肥气，在胁下，若覆杯。"癥"字《说文》所无，即痎之异构。《脉经》引此段，作痎疟。又《素问·疟论》曰：痎疟皆生于风。新校正，引《太素》经注，作癥疟。《说文》曰：疟，热寒休作，从广虐，虐亦声。痎，二日一发疟，从广亥声。

心之积，名曰伏梁。起齐上，大如臂，上至心下，久不愈，令人病烦心，以秋庚辛日得之，何以言之。肾病传心，心当传肺，肺以秋适王，王者不受邪。心复欲还肾，肾不肯受，故留结为积，故知伏梁以秋庚辛日得之。

〔滑〕伏梁，伏而不动，如梁木然。

按：《灵枢·邪气脏腑病形》篇曰：心脉微缓，为伏梁。在心下，上下行，时唾血。又《经筋篇》曰：手少阴之筋，其病内急，心承伏梁，下为肘网，此并以伏梁为心病。而《素问·腹中论》，所谓伏梁，与此不同。《说文》曰：梁，水桥也，从木从水刅声。

脾之积，名曰痞气。在胃脘，覆大如盘，久不愈，令人四肢不收，发黄疸，饮食不为肌肤，以冬壬癸日得之，何以言之。肝病传脾，脾当传肾，肾以冬适王，王者不受邪。脾复欲还肝，肝不肯受，故留结为积，故知痞气以冬壬癸日得之。

〔杨〕痞，否也，言否结成积也。脾气虚，则胃中热，而引食焉。脾病不能通气行津液，故虽食多，而羸瘦也。

按：《素问·平人气象论》曰：溺黄赤安卧者，黄疸。又曰：目黄者黄疸。《说文》曰：疸，黄病也，从广旦声。

肺之积，名曰息贲。在右胁下，覆大如杯，久不已，令人洒淅寒热，喘咳，发肺壅，以春甲乙日得之，何以言之。心病传肺，肺当传肝，肝以春适王，王者不受邪。肺复欲还心，心不肯受，故留结为积，故知息贲以春甲乙日得之。

〔滑〕右胁，肺之部。肺主皮毛，故洒淅寒热。

〔徐〕息贲，气息奔迫也。

按：《素问·阴阳别论》曰：二阳之病，发心脾，有不得隐曲，女子不月，其传为风消。其传为息贲者，死不治。次注：传入肺，为喘息而上奔。《灵枢·邪气脏腑病形》篇曰：肺脉滑甚，为息贲上气。又《经筋篇》曰：手太阴之筋，其病甚，成息贲喘急吐血。又曰：手心主之筋，其病胸痛息贲。此息贲，气息奔逆之谓，徐说为得。贲，奔，古通。夏小正曰：玄驹贲。贲者，何也？走于地中也。下文贲豚之贲亦同。杨注：息，长也。贲，鬲也，渐长而逼于鬲。本义曰：或息或奔，并非。肺壅，《甲乙经》《脉经》作肺痈。是，壅，古与痈通。《素问·大奇论》曰：肺之壅，喘而两胠满。新校正云：肺壅、肝壅、肾壅，《甲乙经》俱作痈。

**肾之积，名曰贲豚。发子少腹，上至心下，若豚状，或上或下无时，久不已，令人喘逆，骨痿少气，以夏丙丁日得之，何以言之。脾病传肾，肾当传心，心以夏适王，王者不受邪。肾复欲还脾，脾不肯受，故留结为积。故知贲豚以夏丙丁日得之。此是五积之要法也。**

〔杨〕此病状似豚，而上冲心。又有奔豚之气，非此积病也，名同而疾异焉。

〔滑〕令人喘逆者，足少阴之支，从肺出络心，注胸中故也。

〔徐〕少腹，肾之分，至心下，言上则至心而止。喘逆，肾气上冲也。《素问·逆调论》曰：肾主卧与喘，肾主骨，故骨痿。下焦不能纳气，故少气。

**按**：《灵枢·邪气脏腑病形》篇曰：肾脉微急，为沉厥奔豚。《甲乙经》，豚，作豘，讹。《说文》曰：豚，小豕也，从象省，肖形。篆文，从肉豕，作豚。义曰：肫，面肫也，从肉屯声，是其义自异。《诸病源候论》，作贲独，独，即豚俗字，见于广韵。

**五十七难曰：泄凡有几，皆有名不？然：泄凡有五，其名不同。有胃泄、有脾泄、有大肠泄、有小肠泄、有大瘕泄，名曰后重。胃泄者，饮食不化，色黄。脾泄者，腹胀满，泄注，食即呕吐逆。大肠泄者，食已窘迫，大便色白，肠鸣切痛。小肠泄者，溲而便脓血，少腹痛。大瘕泄者，里急后重，数至圊而不能便，茎中痛。此五泄之法也。** 本义，经释，作要法也。

〔杨〕泄，利也。胃属土，故其利色黄，而饮食不化焉。化，变也，消也。言所食之物，皆完出不消变也。注者，无节度也。言利下犹如注水，不可禁止焉。脾病不能化谷，故食即吐逆也。窘迫，急也。食讫即欲利，迫急不可止也。白者，从肺色焉。肠鸣切痛者，冷也。切者，言痛如刀切其肠之状也。小肠属心，心主血脉，故便脓血。小肠处在少腹，故少腹痛也。瘕，结也。少腹有结，而又下利者，是也。一名利重，后者，言大便处疼重也。数欲利至所即不利，又痛引阴茎中，此是肾泄也。

〔丁〕里急者，肠中痛，后重者，腰以上沉重也。

〔陈〕胃泄，即飧泄也。脾泄，即濡泄也。大肠泄，即洞泄也。小肠泄，渭凡泄则小便先下。而便血，即血泄也。大瘕泄，即肠癖也。

〔徐〕名曰后重，此专指大瘕泄而言，盖肾邪下结，气坠不升故也。

**五十八难曰：伤寒有几，其脉有变不？然：伤寒有五，有中风、有伤寒、有湿温、有热病、有温病，其所苦各不同。**

〔徐〕伤寒，统名也。下五者，伤寒之分证也。按王叔和编次仲景《伤寒论》略例云：中而即病者，名曰伤寒。不即病者，寒毒藏于肌肤，至春变为温病，至夏变为暑病。暑病者，热极重于温。又第四篇，先序痉湿暍三证，痉则伤寒之变证，暍即热病，湿即此篇所谓湿温也。又《伤寒论·太阳上篇》，亦首举中风伤寒温病证脉各异之法。《素问·评热病论》云：今夫热病者，皆伤寒之类也。又云：凡病伤寒而成温者，先夏至日为病温，后夏至日为病暑，则此五者之病。古人皆谓之伤寒，与难经渊源一辙。后世俗学，不明其故，聚讼纷纭，终无一是，是可慨也。

**按：**《肘后方》曰：伤寒时行温疫，三名一种耳。又曰：贵胜雅言，总名伤寒，世俗因号为时行。《千金方》，引《小品方》曰：论治者，不判伤寒，与时行温疫，为异气耳。云：伤寒，雅士之辞，天行温疫，是田舍间号耳。不说病之异同也，是可证徐说矣，有变之变。本义曰：当作辨，谓分别其脉也，误。盖变者，谓其有各异不耳。

**中风之脉，阳浮而滑，阴濡而弱。湿温之脉，阳濡而弱，阴小而急。伤寒之脉，阴阳俱盛而紧涩。热病之脉，阴阳俱浮，浮之滑，沉之散涩。温病之脉，行在诸经。不知何经之动也。各随其经所在而取之。**

〔杨〕中风之脉，关以前浮滑，尺中濡弱者也。小，细也。急，疾也。轻手按者，名浮。重手按者，名沉也。

〔滑〕上文言伤寒之目，此言其脉之辨也。阴阳字，皆指尺寸而言。

〔徐〕《伤寒论》云：太阳之为病脉浮。又云：浮则为风。《灵枢·邪气脏腑病形》篇云：滑者，阳气盛，微有热。又《素问·平人气象论》云：脉滑曰病风，阳盛则阴虚，故阴脉濡而弱也。湿热伤阴，故阳脉无力而濡弱，阴脉则邪盛而小急。寒邪中人，营卫皆伤，故阴阳俱盛，紧者阴脉之象。

《伤寒论》云：脉阴阳俱紧者，名曰伤寒。又云：诸紧为寒，涩者，血气为寒所凝，不和利也。《灵枢·邪气脏腑病形》篇曰：涩者多血少气，微有寒。按温病所现何脉，越人无明文，当以《伤寒论》补之。论云：风温为病，脉阴阳俱浮，是也。

**按：**《伤寒论》曰：太阳病，发热汗出，恶风脉缓者，名为中风。又曰：太阳中风，阳浮而阴弱，阳浮者热自发，阴弱者汗自出。又曰：太阳病，或已发热，或未发热，必恶寒体痛，呕逆，脉阴阳俱紧者，名为伤寒。并此段之意也。谢绍孙曰：按仲景例，风温，与《难经》中风脉同，而无湿温之说，此说误矣。风温，温病之类证。湿温，见于《玉函经》，曰湿温。其人常伤于湿，因而中暍，湿热相薄，则发湿温。热病之脉，沉之散涩，涩字恐衍，盖热病之脉。重按则散大，轻按则滑利也，滑涩相反，无并见之理。《素问·生气通天论》曰：冬伤于寒，春必温病。次注：寒不为释，阳佛于中，寒怫相持，为温病。又《热论》曰：凡病伤寒而成温者，先夏至日者，为病温。《伤寒论》曰：太阳病，发热而渴，不恶寒者，为温病。亦是与此段同。杨注曰：温病则是疫疠之病，非为春病也。殆为谬解，行在诸经者，寒毒之藏于皮肤者，浸淫而后为病，故不知其定在何经也。其脉之现象，未知与风温相类否。古经欠详，姑据徐说。

**伤寒有汗出而愈，下之而死者，有汗出而死，下之而愈者，何也？然：阳虚阴盛，汗出而愈，下之即死。阳盛阴虚，汗出而死，下之而愈。**

〔徐〕滑氏本义，引《外台》语，谓表病里和，为阳虚阴盛。表和里病，为阳盛阴虚。《伤寒例》亦有"阳盛阴虚，汗之则死，下之则愈；阳虚阴盛，汗之则愈，下之则死"之文。成无己注：则以阳邪乘虚入腑，为阳盛阴虚，阴邪乘表虚，客于荣卫，为阳虚阴盛。活人书，以内外俱热，为阳盛阴虚，内外俱寒，为阳虚阴盛。惟王安道《溯洄集》则以"寒邪在外，为阴盛可汗。热邪内炽，为阳盛可下"，此说最为无弊。

**按：**《伤寒例》又曰：桂枝下咽，阳盛即毙，承气入胃，阴盛以亡。据此，表寒里热之解为确。

**寒热之病，候之如何也？然：皮寒热者，皮不可近席，毛发焦，鼻槁，不得汗。肌寒热者，皮肤痛，唇舌槁，无汗。骨寒热者，病无所**

安，汗注不休，齿本槁痛。

〔杨〕五脏六腑，皆有寒热。此经惟出三状，余皆阙也。

〔滑〕此盖内伤之病，因以类附之。

〔徐〕寒热在皮，邪之中人最浅者。肺主皮毛，开窍于鼻，故皮有邪，则毛发焦干，而鼻枯槁不泽也，不得汗，营卫不和也。脾主肌肉，开窍于口，故肌有邪，则唇舌皆受病也。骨受邪，则病最深，故一身之中，无所得安也。肾主骨，又主液，齿为骨之余，故骨病，则肾液泄而为汗，齿枯槁而痛也。

按：此段，全原乎《灵枢·寒热病》篇，而文多不同。鼻槁唇槁下，经有腊字，齿本槁痛，作齿未稿。取其少阴于阴股之络，齿已稿死不治。先子曰：寒热之病，即虚劳寒热之谓。《素问·脉要精微论》曰：风成为寒热。又曰：沉细数散者，寒热也。又《素问·平人气象论》曰：寸口脉沉而喘，曰寒热。又风论曰：其寒也则衰饮食，其热也则消肌肉。故使人怢慄，而不能食，名曰寒热。又《素问·玉机真脏论》曰：发寒热，法当三岁死。《灵枢·论疾诊尺》篇曰：尺肤炬然，先热后寒者，寒热也。尺肤先寒，久大之而热者，亦寒热也。又《灵枢·官能》篇曰：寒热淋露，以输异处。《史记·仓公传》曰：济北王侍者韩女病，腰背痛，寒热，众医皆以为寒热。《魏志·华佗传》注，引佗别传曰：有妇人长病经年，世谓寒热注病者也。可观古以虚劳骨蒸等，称寒热病矣。


五十九难曰：狂癫之病，何以别之？然：狂之始发，少卧而不饥。自高贤也，自辨智也，自贵倨也。妄笑好歌乐，妄行不休，是也。癫疾始发，意不乐，直视僵仆。其脉三部阴阳俱盛，是也。

〔杨〕狂病之候，观其人初发之寸，不欲眠卧，又不肯饮食，自言贤智尊贵，歌笑行走不休，皆阳气盛所为。故经言重阳者狂，此之谓也。今人以为癫，谬矣。癫，颠也。发则僵仆焉，故有颠蹶之言也。阴气太盛，故不得行立，而倒仆也。今人以为痫疾，误矣。

按：《广雅》曰：癫，狂也。颜师古《急就篇》注曰：颠疾，性理颠倒失常，亦谓之狂也，是杨注所非。然癫疾亦有类狂者，《素问·脉解篇》有狂癫疾之文。又《厥论》曰：阳明之厥，则癫疾欲走呼。《阴阳类论》曰：病在肾，骂詈妄行，巅疾为狂。是癫狂兼病者，非为一病也。《诸病源候论》

曰：癫者，小儿病也，十岁已上为癫，十岁已下为痫也。

六十难曰：头心之病，有厥痛，有真痛，何谓也？然：手三阳之脉，受风寒，伏留而不去者，名厥头痛。入连在脑者，名真头痛。其五脏气相干，名厥心痛。其痛甚，但在心。手足青者，即名真心痛。其真心痛者，旦发夕死，夕发旦死。

〔杨〕去者，行也。厥者，逆也。言手三阳之脉，伏留而不行。则壅逆而冲于头，故名厥头痛也。足三阳留壅，亦作头痛。今经不言之，从省文故也。诸经络皆属于心，若一经有病，其脉逆行，逆则乘心，乘心则心痛，故曰厥心痛。是五脏气冲逆致痛，非心家自病也。心者，五脏六腑之主。法不受病，病即神去气竭，故手足为之清冷也。心痛手足冷者，为真心痛。手足温者，为厥心痛也。

〔滑〕真头痛，其痛甚脑尽痛，手足青至节，死不治。盖脑为髓海，真气之所聚。卒不受邪，受邪则死。其真心痛者，真字下，当欠一头字，盖阙文也。手足青之青，当作清，冷也。

六十一难曰：经言，望而知之，谓之神。闻而知之，谓之圣。问而知之，谓之工。切脉而知之，谓之巧。何谓也？然：望而知之者，望见其五色，以知其病。闻而知之者，闻其五音，以别其病。问而知之者，问其所欲五味，以知其病所起所在也。切脉而知之者，诊其寸口，视其虚实，以知其病在何脏腑也。经言，以外知之，曰圣。以内知之，曰神。此之谓也。在何上，旧剩一病字。

〔杨〕望色者，假令肝部见青色者，肝自病。见赤色者，心乘肝，肝亦病。故见五色，知五病也。五音者，谓宫商角徵羽也，以配五脏。假令病人好哭者，肺病也。好歌者，脾病也。故云：闻其音知其病也。问病人，云好辛味者，则知肺病也。好食冷者，则知内热。故云：知所起所在，切，按也。谓按寸口之脉者，若弦多者，肝病也。洪多者，心病也。浮数则病在府，沉细则病在脏。故云：在何脏也。

〔袁〕五脏之色，见于面者，各有部分，以应相生相克之候，察之以知其病也。闻五脏五声，以应五音之清浊，或互相胜负，或其音嘶嗄之类，别其病也。问其所欲五味中，偏嗜偏多食之物，则知脏气有偏胜偏绝之候也。

〔滑〕以外知之，望闻。以内知之，切也。神，微妙。圣，通明也。又总结之，言圣神，则工巧在内矣。

**按：**自四十八难至此，论病，是为第四篇。《灵枢·邪气脏腑病形》篇，黄帝问于岐伯曰：余闻之，见其色知其病，命曰明。按其脉知其病，命曰神。问其病知其处，命曰工。《说文》曰：巧，技也，从工丂声。夫望闻与问，以医之听视，测病之情态。故曰神、曰圣、曰工。唯诊脉一事，在于手技，故曰巧也。杨注：视色听声切脉，皆在外而知内之病也，是说不确。

**六十二难曰：脏井荥有五，腑独有六者，何谓也？然：府者，阳也，三焦行于诸阳，故置一俞，名曰原。腑有六者，亦与三焦共一气也。**荥，旧讹作荣，今据《灵枢》改订。

〔杨〕五脏之脉，皆以所出为井，所流为荥，所注为俞，所行为经，所入为合，是谓五俞，以应金木水火土也。六腑亦其俞应五行，惟所过为原，独不应五行也。原者，元也。元气者，三焦之气也。其气尊大，故不应五行，所以六腑有六俞。六腑既是阳，三焦亦是阳，故云共一气也。

〔虞〕详此经义，前后问答，文理有阙。

〔徐〕俞，穴也。《灵枢·本输》篇，以所过之穴为原，盖三焦所行者远，其气所流聚之处五穴不足以尽之。故别置一穴，名曰原也。

**按：**自六十二难，至六十八难，论经穴，是为第五篇。

**六十三难曰：十变言，五脏六腑荥合，皆以井为始者，何也？然：井者，东方春也，万物之始生，诸蚑行喘息，蜎飞蠕动。当生之物，莫不以春而生。故岁数始于春，日数始于甲，故以井为始也。**

〔杨〕凡脏腑皆以井为始。井者，谓谷井尔，非谓掘作之井。山谷之中，泉水初出之处，名之曰井。井者，主出之义也，泉水既生，留停于近。荥迁未成大流，故名之曰荥。荥者，小水之状也。留停既深，有注射轮文之处，故名之曰俞。俞者，委积逐流行，经历而成渠径。径者，经也，亦经营之义也。经行既达，合会于海，故名之曰合。合者，会也，此是水行流转之义。人之经脉，亦法于此，故取名焉。所以井为始春者，以其所生之义也。岁数始于春者，正月为岁首故也。日数始于甲者，谓东方甲乙也。正月与甲乙，皆属于春也。

〔滑〕蚑者行，喘者息。息，谓嘘吸气也。公孙洪传，作蚑行喙息，义

难经疏证

尤明白。蜎者飞，蠕者动，皆虫豸之属。

**按：** 五俞之解，杨注颇为详晰，今更疏其义。所谓谷井之说，盖原于易井九二。曰：井谷射鲋，瓮敝漏。王弼注：溪谷出水，从上注下，水常射焉。井之为道，以下给上者也。是则井者，经脉之所出也。其既出也，未能为流利，故谓之荥。《说文》曰：荥，绝小水也，从水荥省声。水虽绝小，潴则外泻，故谓之俞。俞，与输同。《说文》曰：输，委输也，从车俞声，即输泻之谓。其既输泻，则为波陇之势，故谓之径。经，与径通。《尔雅·释水》曰：直波曰径。注：径，涎也。水势若此，则遂归于海。故谓之合，是五俞取水之义也。杨注经字改径，又为经营之义，未确。本义引项氏家说，以俞为窬字，亦欠妥。《说文》曰：蠕，动也，从虫软声。蚑，行也，从虫支声。《脉经》，引《四时经》曰：娟飞蠕动，蚑蠷喘息，皆蒙土恩。注：蛾蚋几微之虫，因阴阳气，变化而生也。喘息，有血脉之类也。李善文选七发注曰：凡生类之行，皆谓之蚑。

六十四难曰：《十变》又言，阴井木，阳井金，阴荥火，阳荥水，阴俞土，阳俞木，阴经金，阳经火，阴合水，阳合土。阴阳皆不同，其意何也？然：是刚柔之事也，阴井乙木，阳井庚金。阳井庚，庚者乙之刚也。阴井乙，乙者庚之柔也。乙为木，故言阴。井木也，庚为金。故言阳，井金也。余皆仿此。

〔杨〕五脏皆为阴，阴井为木、荥为火、俞为土、经为金、合为水。六腑为阳，阳井为金、荥为水、俞为木、经为火、合为土。以阴井木，配阳井金，是阴阳夫妇之义。故云：乙为庚之柔，庚为乙之刚，余并如此也。

〔虞〕所克者为妻，谓孤阳不生，孤阴不长。故井荥亦名夫妇，刚柔相因而成也。

〔徐〕《灵枢·本输》篇：脏井属木，腑井属金。其余荥俞所属，俱无明文。

六十五难曰：经言，所出为井，所入为合，其法奈何？然：所出为井，井者，东方春也。万物之始生，故言所出为井也。所入为合，合者北方冬也。阳气入脏，故言所入为合也。

〔杨〕奈何，犹如何也。春夏主生养，故阳气在外。秋冬主收藏，故阳气在内。人亦法之。

六十六难曰：经言，肺之原，出于太渊。心之原，出于大陵。肝之原，出于太冲。脾之原，出于太白。肾之原，出于太溪。少阴之原，出于兑骨。胆之原，出于丘墟。胃之原，出于冲阳。三焦之原，出于阳池。膀胱之原，出于京骨。大肠之原，出于合谷。小肠之原，出于腕骨。十二经皆以俞为原者，何也？然：五脏俞者，三焦之所行，气之所留止也。三焦所行之俞为原者，何也？然：脐下肾间动气者，人之生命也，十二经之根本也，故名曰原。三焦者，原气之别使也，主通行三气，经历于五脏六腑。原者，三焦之尊号也，故所止辄为原，五脏六腑之有病者，皆取其原也。

〔杨〕此皆五脏俞也，所以五脏皆以俞为原。少阴，真心脉也，亦有原。在掌后兑骨端陷者中，一名神门，一名中都。前云心之原，出于太陵者，是心胞络脉也。凡云心病者，皆在心胞络脉矣。真心不病，故无俞。今有原者，外经之病，不治内脏也。

〔滑〕肺之原太渊，至肾之原太溪。见《灵枢》第一篇。其第二篇曰：肺之俞太渊，心之俞大陵，肝之俞太冲，脾之俞太白，肾之俞太溪。膀胱之俞束骨，过于京骨为原。胆之俞临泣，过于丘墟为原。胃之俞陷谷，过于冲阳为原。三焦之俞中渚，过于阳池为原。小肠之俞后溪，过于腕骨为原。大肠之俞三间，过于合谷为原。盖五脏阴经，止以俞为原。六腑阳经，既有俞，仍别有原。《灵枢》七十一篇曰：少阴无输，心不病乎。岐伯曰：其外经病，而脏不病，故独取其经于掌后兑骨之端也。又第二篇曰：心出于中冲，溜于劳官，注于大陵，行于间使，入于曲泽，手少阴也。又《素问·缪刺论》曰：刺手心主少阴兑骨之端，各一痏，立已。又《气穴论》曰：脏俞五十七穴。王注：五脏俞，惟有心包络井俞之穴，而亦无心经井俞穴。又七十九难曰：假今心病，泻手心主俞，补手心主井。详此各经文，则手少阴与心主同治也。

按：《甲乙经》曰：太渊，在掌后陷者中央。太陵，在掌后两筋间陷者中。太冲，在足大指本节后二寸。太白，在足内侧核骨下陷者中。太溪，在足内踝后跟骨上，动脉陷者中。丘墟，在足外廉踝下，如前陷者中。冲阳，在足跗上五寸，骨间动脉上。阳池，在手表上腕上陷者中。京骨，在足外侧大骨赤白肉际。合谷，在手大指次指间。腕骨，在手外侧腕前起骨下陷者中。按此段三焦，与三十一难所谓同。弟坚曰：通行三气之三，当是生字。

八难，生气之原。吕注：作三气之原，可证。《礼乐记》曰：合生气之和，道五常之行。郑玄注：生气，阴阳气也。纪天锡为三焦之气，误矣。太素经，亦作行元气。出于医家千字文注。

**六十七难曰：五脏募皆在阴，而俞在阳者，何谓也？然：阴病行阳，阳病行阴。故令募在阴俞在阳。**

〔杨〕腹为阴，五脏之募皆在腹，故云募皆在阴。背为阳，五脏之俞皆在背，故云俞皆在阳。内脏有病，则出行于阳，阳俞在外也。外体有病，则入行于阴，阴募在腹也。故针法云：从阳引阴，从阴引阳，此之谓也。

〔滑〕俞，《史记·扁鹊传》作输，犹委输之输。言经气由此，而输于彼也。

〔徐〕六腑募亦在阴，俞亦在阳。不特五脏为然，又下节阴阳并举为言。疑五藏下，当有六腑二字。按募俞，经无明文。《素问·通评虚实论》，腹暴满，按之不下，取太阳经络者，胃之募也。

**按**：先子曰：募，检字书曰"广求"也，无千人身之义。因考《素》《灵》诸篇，募者，幕之讹也。幕，旧从肉作膜。《素问》太阴阳明论曰：脾与胃，以膜相连。新校正云：《太素》，膜，作幕。又《疟论》曰：邪气内薄于五藏，横连募原。新校正云：全元起本。募，作膜。又痿论曰：肝主身之筋膜。《灵枢·邪客》篇曰：地有林木，人有募筋。此募幕字形相近，故易讹也。《素问·举痛论》曰：寒气客于肠胃之间，膜原之下。又曰：寒气客于小肠膜原之间。《灵枢·百病始生》篇曰：虚邪之中人也，传舍于肠胃之外，募原之间。又曰：或著于肠胃之募原，盖膜者，内在各脏各腑之间，而外连于躯壳矣。脏腑之位于人身也，背部则其气从脊骨间而输出，腹部则其幕连著于皮肉。故孔穴之直其次者，在背谓之俞，在腹谓之幕，肝幕期门，胆幕日月之类，是也。《素问·通评虚实论》，及此段，俱讹从力作募。后人不察，遂相袭用。本义曰：募，犹募结之募，抑亦失考。

**六十八难曰：五脏六腑，各有井荥俞经合，皆何所主？然：经言，所出为井，所流为荥，所注为俞，所行为经，所入为合。井主心下满，荥主身热，俞主体重节痛，经主喘咳寒热，合主逆气而泄。此五脏六腑，其井荥俞经合所主病也。**

〔吕〕井者木，木者肝，肝主满也。荥者火，火者心，心主身热也。俞者土，土者脾，脾主体重也。经者金，金主肺，肺主寒热也。合者水，水主肾，肾主泄也。

〔虞〕肾气不足，伤于冲脉，则气逆而里急。肾主开窍于二阴，肾气不禁，故泄注。

〔谢〕此举五脏之病各一端为例，余病可以类推而互取也。不言六腑者，举脏足以该之。

〔徐〕"出，始发源也。流，渐盛能流动也。注，流所向注也。行，通达条贯也。入，藏纳归宿也"五句，本《灵枢·九针十二原》篇文。流，作溜，义同。

**按：** 自六十二难至此，论俞穴，是为第五篇。

**六十九难曰：经言，虚者补之，实者泻之，不实不虚以经取之，何谓也？然：虚者补其母，实者泻其子。当先补之，然后泻之。不实不虚，以经取之者，是正经自生病，不中他邪也。当自取其经，故言以经取之。**

〔滑〕《灵枢》第十篇，载十二经皆有盛则泻之，虚则补之。不盛不虚，以经取之。虚者补其母，实者泻其子。子能令母实，母能令子虚也。假令肝病虚，即补厥阴之合，曲泉是也。实则泻厥阴之荣，行间是也。先补后泻，即后篇阳气不足，阴气有余，当先补其阳，而后泻其阴之意。然于此义不属，非阙误，即羡文也。不实不虚，以经取之者，即四十九难，忧愁思虑则伤心，形寒饮冷则伤肺云者，盖正经之自病者也。杨氏云：不实不虚，是谓脏不相乘也，故云自取其经。

**按：** 自六十九难至八十一难，论针法，是为第六篇。

**七十难曰：经言，春夏刺浅，秋冬刺深者，何谓也？然：春夏者，阳气在上，人气亦在上，故当浅取之。秋冬者，阳气在下，人气亦在下，故当深取之。**

〔杨〕经言，春气在毫毛，夏气在皮肤，秋气在分肉，冬气在筋骨，此四时之气也。其四时受病，亦各随正气之深浅。故用针者，治病各依四时气之深浅，而取之也。

〔徐〕阳气，谓天地之气。人气，谓营卫之气。上，谓皮肉之上。下，谓筋骨之中。

春夏各致一阴，秋冬各致一阳者，何谓也？然：春夏温，必致一阴者，初下针，沈之至肾肝之部，得气引持之阴也。秋冬寒，必致一阳者，初内针，浅而浮之，至心肺之部，得气推内之阳也。是谓春夏必致一阴，秋冬必致一阳。

〔虞〕经言，春夏养阳，言取一阴之气。以养于阳，虑成孤阳。致者，到也，及也。言到于肾肝，引持一阴之气。肝肾，阴也。秋冬养阴，言至阴用事，无阳气以养其阴，故取一阳之气，以养于阴，免成孤阴也。心肺，乃阳也。

〔丁〕人之肌肤，皆有厚薄之处。但皮肤之上，为心肺之部。阳气所行，肌肉之下，为肾肝之部。阴气所行，其春夏阳气上腾，所用针沈手内针，至肾肝之部，得一气引持阴气，以和其阳气，故春夏必致一阴也。秋冬阴气下致，所用针浮手，至心肺之部，得气推内针入，引持阳气，以和其阴气也，故秋冬必致一阳也。

七十一难曰：经言，刺荣无伤卫，刺卫无伤荣，何谓也？然：针阳者，卧针而刺之。刺阴者，先以左手，摄按所针荣俞之处，气散乃内针。是谓刺荣无伤卫，刺卫无伤荣也。

〔丁〕人之荣为阴，卫为阳，二者为之表里。其卧针取之，恐伤于荣也。针荣先以左手，摄按所刺之穴，令阳散，而内针者，盖恐伤于卫也。

〔滑〕无，毋通，禁止辞。

〔徐〕此即《素问·刺齐论》所云。刺骨无伤筋，刺筋无伤肉，刺肉无伤脉，刺脉无伤皮，刺皮无伤肉，刺肉无伤筋，刺筋无伤骨之义。按卧针之法，即《灵枢·官针》篇。浮刺之法，摄按散气，即《素问·离合真邪论》。扪而循之，切而散之之义。然经文各别有义，此取之以为刺阳刺阴之道，义亦为当。

七十二难曰：经言，能知迎随之气，可令调之，调气之方，必在阴阳，何谓也？然：所谓迎随者，知荣卫之流行，经脉之往来也，随其逆顺而取之，故曰迎随。调气之方，必在阴阳者，知其内外表里，随其阴阳而调之。故曰：调气之方，必在阴阳。

〔滑〕迎随之法，补泻之道也。迎者，迎而夺之。随者，随而济之。然必知荣卫之流行，经脉之往来，荣卫流行，经脉往来，其义一也。知之而后可以视夫病之逆顺，随其所当，而为补泻也。在，察也。内为阴，外为阳，表为阳，里为阴。察其病之在阴在阳，而调之也。

〔徐〕《灵枢·终始》篇云：阳受气于四末，阴受气于五脏。故写者迎之，补者随之。知迎知随，气可令和，和气之方，必通阴阳，所引经文本此。

**七十三难曰：诸井者，肌肉浅薄，气少不足使也，刺之奈何？然：诸井者木也，荥者火也。火者木之子，当刺井者，以荥泻之。故经言，补者不可以为泻，泻者不可以为补，此之谓也。**

〔丁〕诸井在手足指稍，故言肌肉浅薄也。井为木，是火之母。荥为火，是木之子。故肝木实，泻其荥。

〔滑〕诸经之井，皆在手足指稍，肌肉浅薄之处，气少不足使为补泻也。故设当刺井者，只泻其荥，以并为木。荥为火，火者木之子也。详越人此说，专为泻井者言也。若当补井，则必补其合。故引经言，补者不可以为泻，泻者不可以为补，各有攸当也。补泻反则病益笃，而有实实虚虚之患，可不谨欤。

**七十四难曰：经言，春刺井，夏刺荥，季夏刺俞，秋刺经，冬刺合者，何谓也？然：春刺井者，邪在肝。夏刺荥者，邪在心。季夏刺俞者，邪在脾。秋刺经者，邪在肺。冬刺合者，邪在肾。**

〔杨〕经云：冬刺井，春刺荥。此乃云春刺井，夏刺荥，理极精奇，是变通之义也。

〔滑〕荥俞之系四时者，以其邪各有所在也。

**按：**杨注所引经文，见于《灵枢·顺气一日分为四时》篇。

**其肝心脾肺肾，而系于春夏秋冬者，何也？然：五脏一病，辄有五也。假令肝病，色青者肝也，臊臭者肝也，喜酸者肝也，喜呼者肝也，喜泣者肝也。其病众多，不可尽言也。四时有数，而并系于春夏秋冬者也。针之要妙，在于秋毫者也。**

〔滑〕五脏一病，不止于五，其病尤众多也。虽其众多，而四时有数，故病系于春夏秋冬，及井荥输经合之属也。用针者，必精察之。详此篇文义，似有缺误，今且依此解之。

〔徐〕言病虽万变，而四时实有定数。治之之法，总不出此，其道约易行也。

七十五难曰：经言，东方实，西方虚。泻南方，补北方，何谓也？然：金木水火土，当更相平。东方木也，西方金也。木欲实，金当平之。火欲实，火当平之。土欲实，木当平之。金欲实，火当平之。水欲实，土当平之。东方肝也，则知肝实。西方肺也，则知肺虚。泻南方火，补北方水。南方火，火者木之子也。北方水，水者木之母也。水胜火，子能令母实，母能令子虚。故泻火补水，欲令金不得平木也。经曰：不能治其虚，何问其余，此之谓也。

〔丁〕平者，调四方虚实之法也。

〔滑〕金不得平木，不字疑衍也。东方实西方虚，泻南方补北方者，木金火水，欲更相平也。木火土金水之欲实，五行之贪胜而务权也。金木水火土之相平，以五行所胜，而制其贪也。经云：一脏不平，所胜平之。东方实，则知西方虚矣。若西方不虚，则东方安得而过于实邪。或泻或补，要亦抑其甚，而济其不足，损过就中之道也。

〔徐〕水胜火，木之母，胜木之子也。子能令母实，泻子则火势益衰，而水得以恣其克伐。母能令子虚，补母则水势益旺，而火不敢留，其有余如此，则火不能克金，而反仰食木之气以自给，使金气得伸，而木日就衰，金自能平木也。子母二字，诸家俱以木为火之母，水为金之子为言，义遂难晓。观本文以水胜火三字接下，明明即指上文木之子木之母也。末句引经言，若此义不明，则治虚之法且不能，安能治他病乎。按六十九难云：虚则补母，实则泻子。今实则泻子补母，虚则反补其子，义虽俱有可通，而法则前后互异，未知何故。

按：此段诸说未确，徐说颇为明备，是言金之性本克木。木欲实者，当调平之，而今金虚不能施其令，反为木所凌，故补木所母之水，则水势汪洋，足以更助金，泻木所子之火。火势既衰，必仰救于木，木既救之，则其过实之势又衰，不暇以凌金。金不受凌，则虚者必复，复则遂得平木之实者矣。水既克火，则其势益实。是所以木之母，胜木之子，而谓之子令母实，母令子虚也。

七十六难曰：何谓补泻，当补之时，何所取气，当泻之时，何所置气？然：当补之时，从卫取气，当泻之时，从荣置气。其阳气不足，阴气有余。当先补其阳，而后泻其阴。阴气不足，阳气有余。当先补其阴，而后泻其阳。荣卫通行，此其要也。

〔滑〕《灵枢》五十二篇曰：浮气之不循经者，为卫气。其精气之行于经者，为荣气。盖补则取浮气之不循经者，以补虚处。泻则从荣置其气，而不用也。置，犹弃置之置。然人病虚实不一，补泻之道，亦非一也。是以阳气不足，而阴气有余。则先补阳，而后泻阴以和之。阴气不足，而阳气有余。则先补阴，而后泻阳以和之。如此则荣卫自然通行矣。

〔徐〕何所置气，言取何气以为补。而其所泻之气，则置之何地也。从荣置气，谓散其气于营中也。《灵枢·终始》篇云：阴盛而阳虚，先补其阳，后泻其阴，而和之。阴虚而阳盛，先补其阴，后泻其阳，而和之。此其说之所本也。

七十七难曰：经言，上工治未病，中工治已病者，何谓也？然：所谓治未病者，见肝之病，则知肝当传之与脾，故先实其脾气，无令得受肝之邪，故曰治未病焉。中工治已病者，见肝之病，不晓相传，但一心治肝，故曰治已病也。

〔杨〕五脏得病，皆传其所胜，肝病传脾之类也。若当其王时，则不受传，即不须行此方也。

按："上工治未病，不治已病"，见于《灵枢·逆顺》篇。谓刺邪之未盛与已衰，而为其治。五脏传邪之义，又见于《金匮要略》。

七十八难曰：针有补泻，何谓也？然：补泻之法，非必呼吸出内针也。然：知为针者，信其左。不知为针者，信其右。当刺之时，必先以左手，厌按所针荣俞之处，弹而努之，爪而下之。其气之来，如动脉之状，顺针而刺之，得气因推而内之，是为补。动而伸之，是谓泻。不得气，乃与男外女内。不得气，是谓十死不治也。本义，经释，无然知之知字。

〔滑〕弹而努之，鼓勇之也。努，读若怒也。爪而下之，掐之稍重，皆欲致其气之至也。气至指下，如动脉之状，乃乘其至而刺之。顺，犹循也，乘也。停针待气，气至针动，是得气也。此段越人心法，非呼吸出内者也。气久而不至，乃与男子则浅其针。而候之卫气之分，女子则深其针。而候之荣气之分，如此而又不得气。是谓其病终不可治也。篇中前后二气字不同，不可不辨。前言气之来如动脉状，未刺之前，左手所候之气也。后言得气不得气，针下所候之气也。此自两节。

〔徐〕《素问·离合真邪论》云：吸则内针，无令气忤，候呼引针，呼尽乃去，大气皆出，故命曰泻。呼尽内针，静以久留，以气至为故，候吸引针，气不得出。各在其处。推阖其门，令神气存，大气留止，故命曰补。此呼吸出内之法，越人以为其道不尽于此也。信其左，谓其法全在善用其左手也。信其右，即呼吸出内针也。按音释，厌，益涉切，非。厌，压古通。《说文》曰：压，坏也。一曰：塞补，从土厌声。厌按，即塞按所针之俞也。

七十九难曰：经言，迎而夺之，安得无虚。随而济之，安得无实。虚之与实，若得若失。实之与虚，若有若无。何谓也？然：迎而夺之者，泻其子也。随而济之者，补其母也。假令心病，泻手心主俞，是谓迎而夺之者也。补手心主井，是谓随而济之者也。所谓实之与虚者，牢濡之意也。气来实牢者为得，濡虚者为失，故曰若得若失也。

〔虞〕心病却泻手心主俞，心者法不受病，受病者心包络也。手心主者，则手厥阴心包络也，包络中俞者土也。心，火也。土是火子，乃泻其俞，此乃泻子也。迎，谓取气。夺，谓泻气也。心火井木，今补心主之井，谓补母也，木者火之母也。随，谓自卫取气。济，谓补不足之经。

〔滑〕问辞，出《灵枢》第一篇。得，求而获也。失，纵也，遗也。其第二篇云：言实与虚，若有若无者，谓实者有气，虚者无气也。言虚与实，若得若失者，谓补者，佖然若有得也，泻者，怳然若有失也。即第一篇之义。迎者迎于前，随者随其后，气来实牢濡虚，以随济迎夺，而为得失也。盖得失有无，义实相同，互举之省文尔。

〔徐〕此子母，即以本经井俞所属，五行生克言，非如七十五难，指五脏所属子母也。气，指针下之气也，其气来而充实坚牢为得。濡弱虚微为失，言得失，则有无在其中矣。

八十难曰：经言，有见如入，有见如出者，何谓也？然：所谓有见如入者，谓左手见气来至，乃内针。针入见气尽，乃出针。是谓有见如入，有见如出也。

〔丁〕欲刺人脉，先以左手。候其穴中之气，其气来而内针，候气尽乃出其针者，非迎随补泻之穴也。

〔滑〕所谓有见如入下，当欠有见如出四字。如，读若而，《孟子》书，望道而未之见。而读若如，盖通用也。

八十一难曰：经言，无实实虚虚，损不足而益有余，是寸口脉耶？将病自有虚实耶？其损益奈何？然：是病非谓寸口脉也，谓病自有虚实也。假令肝实而肺虚，肝者木也，肺者金也，金木当更相平，当知金平木。假令肺实而肝虚微少气，用针不补其肝，而反重实其肺。故曰实实虚虚，损不足而益有余，此者中工之所害也。

〔杨〕上工治未病，知其虚实之原。故补泻而得其宜，中工未审传病之本，所治反增其害也。

〔滑〕肝实肺虚，金当平木。如七十五难之说。若肺实肝虚，则当抑金而扶木也。中工，中常之工，犹云粗工也。

**按**：自六十九难至此，论针法，是为第六篇。